Gabi Tschenett

26,–

Sheila Kitzinger
Hausgeburt

D1930733

Sheila Kitzinger

Hausgeburt

Die natürliche Alternative

Biederstein Verlag München

Aus dem Englischen übersetzt und für die
deutsche Ausgabe bearbeitet von Inge Wacker
Titel der Originalausgabe: Birth at Home
Oxford University Press, Oxford 1979
Der Übersetzung liegt die durchgesehene
Paperback-Ausgabe (Oxford 1980) zugrunde
© Sheila Kitzinger 1979

CIP-Kurztitelaufnahme der Deutschen Bibliothek

Kitzinger, Sheila:
Hausgeburt: d. natürl. Alternative / Sheila Kitzinger.
[Aus d. Engl. übers. u. für d. dt. Ausg. bearb. von
Inge Wacker]. – München: Biederstein-Verlag, 1982.
Einheitssacht.: Birth at home ‹dt.›
ISBN 3 7642 0162 2
NE: Wacker, Inge [Bearb.]

ISBN 3 7642 0162 2

Einbandentwurf: Rudolf Huber-Wilkoff, München
Umschlagbild aus der Zeitschrift ‹Eltern›
Für die deutsche Ausgabe:
© Biederstein Verlag, München 1982
Satz und Druck: C.H. Beck'sche Buchdruckerei, Nördlingen

Inhalt

1. Warum Hausgeburten in unserer fortschrittlichen Zeit? 7
2. Was stimmt nicht mit unseren Kliniken? 13
3. Die Sicherheit 44
4. Das zu Hause geborene Baby 85
5. Vorbereitungen für eine Hausgeburt 96
6. Suchtmittel, Medikamente und Ernährung während der Schwangerschaft 118
7. Das ältere Kind 145
8. Die Geburtsarbeit 162
9. Der Tag der Geburt 184

Nachwort 214

Anmerkungen 216

1. Warum Hausgeburten in unserer fortschrittlichen Zeit?

„Weshalb heutzutage jemand vorhaben sollte, ein Buch über Hausgeburt zu schreiben, ist mir völlig unverständlich", meinte der Frauenarzt, „ich kann mir nicht vorstellen, daß eine Frau bereit wäre, ihr Kind diesem Risiko auszusetzen. Sie sollten ihre Energie darauf verwenden, in den Kliniken für eine *häuslichere Atmosphäre* zu sorgen."

Er hat damit einen wichtigen Gesichtspunkt angeschnitten. Es hat den Anschein, als sei die Hausgeburt in einem Zeitalter immer größerer Spezialisierung in der Geburtshilfe und einer immer komplizierter (und teurer) werdenden Technologie ein Anachronismus. Und dieser Umstand bekommt sehr viel Gewicht, wenn eine Frau die Vor- und Nachteile der verschiedenen Möglichkeiten, wo sie ihr Kind zur Welt bringen kann, nicht nur für sich selbst, sondern auch für ihr Baby gegeneinander abwägt. Und zweifellos spricht sehr viel dafür, auf bessere Bedingungen in unseren Entbindungskliniken hinzuwirken, so daß sie zu einladenden, freundlichen und angenehmen Orten werden, wo eine Gebärende sich entspannen und *sie selbst sein* kann und wo bei der Entbindung wirklich die Familie im Mittelpunkt steht. In meinem Buch *Good birth guide*[1] geht es um die Bedingungen in den Kliniken, und zwar hauptsächlich aus der Sicht der Mütter. Es soll werdenden Eltern dabei helfen, gezielte Fragen über die übliche Vorgehensweise und die Behandlung in den Kliniken zu stellen und Veränderungen anzusprechen, die die Kliniken vornehmen könnten, um besser auf die Belange der Eltern einzugehen.

Aber es gibt auch gute Gründe dafür, in unserer heutigen westlichen Welt ein Buch über Hausgeburten zu schreiben und zu erörtern, weshalb eine Frau sich dazu entscheiden mag, ihr Kind bei sich daheim zur Welt zu bringen. Ein System kann nur dann verbessert werden, wenn es *Alternativen* zu diesem System gibt. Eine grundlegende Verbesserung unserer Geburtsgebräuche können wir nur dann erreichen, wenn Eltern bei der Entscheidung über die Versorgung und die Umgebung bei der Geburt ihres Kindes eine Wahl haben.

Die Kenntnisse für die Vorkehrungen und die Durchführung einer Hausgeburt können in einer Gesellschaft, in der sich die ganze Aufmerksamkeit auf die Organisation von Entbindungen konzentriert, die in bestehenden Klinikeinrichtungen stattfinden, sehr leicht in Vergessenheit geraten. Wenn wir die Geburt wieder in das eigene Zuhause verlegen möchten, so bedeutet das nicht etwa, daß wir die Technologie und die Atmosphäre des Kreißsaals auf unsere Wohnung übertragen müßten. Deshalb ist es ebenfalls wichtig, sich eingehend mit der Vorbereitung einer Hausgeburt zu beschäftigen, sowie damit, wie alle, die an diesem Erlebnis teilnehmen, zu einer Stimmung der Freude und Festlichkeit beitragen können.

Vielleicht erscheinen diese Erwartungen an eine Hausgeburt als etwas zu hochgeschraubt. Ratsamer wäre es vielleicht, sich vor allem darauf zu konzentrieren, Durcheinander und Notsituationen zu vermeiden. Ein wichtiger Aspekt bei der Hausgeburt ist es aber, daß sie in einer Umgebung stattfindet, die die Eltern gemeinsam geschaffen haben. In einer solchen Umgebung ist die Chance am größten, daß die Geburt als ein natürlicher Bestandteil und ein Höhepunkt ihres gemeinsamen Lebens gefeiert werden kann. Es ist zwar nicht unmöglich, jedoch schwierig, eine solche Atmosphäre in der Klinik entstehen zu lassen. Es bedarf dazu der gemeinsamen Bemühungen aller Beteiligten, vom Pförtner bis zum Chefarzt, und es gibt nur wenige Kliniken, die sich ständig um eine solche Atmosphäre bemühen. Meist haben Frauen, die eine solche Situation vorfinden, einfach Glück gehabt, oder aber sie verdanken es ihrer eigenen Beharrlichkeit, weil sie darauf bestanden haben, daß ihre Geburt so verläuft, wie sie sich das wünschen.

Eine Hausgeburt ist ein Geburtstag, ebensosehr ein feierliches Ritual wie ein physiologischer Vorgang. Neues Leben zur Welt zu bringen ist von jeher ein großartiges Ereignis von symbolischer Tragweite gewesen, etwas, das weit über den Vorgang hinausgeht, daß ein Kind aus dem Körper der Frau hinausgeschoben wird. Eine Geburt steht für die Erschaffung des Neuen, für das Aufkeimen neuer Hoffnung, für die Möglichkeit der Verwandlung alles Alten und Verwelkten in eine reine, schöne Welt. Die Geburt ist für uns auch mit der Vorstellung von *Wiedergeburt* verbunden, mit der Wiedererschaffung des menschlichen Geistes, der Reinigung von allem Ballast, dem Öffnen von Augen und Ohren, um die Welt auf ganz neue Weise wahrnehmen zu können. In allen Religionen, von den einfachsten bis zu höchst komplexen, sind die Vorstellungen von Geburt und Tod, vom Anfang und vom Ende, Bestandteil der Auffassungen über den Sinn des Lebens.

In vielerlei Hinsicht haben wir im Westen dieses Bewußtsein von Geburt und Tod als Themen des gesamten Lebens verloren. Wir haben die Geburt und das Sterben zu medizinischen Vorgängen gemacht, die nicht zu Hause, sondern in speziellen Einrichtungen stattfinden sollen. Dort kümmern sich Spezialisten darum, die emotional unbeteiligt sind. Doch sind Geburt und Tod die beiden Dinge, denen wir alle unausweichlich gegenüberstehen. Sie sind Bestandteil der Gezeiten des Lebens. Vielleicht sollten wir uns fragen, welche Bedeutung diese allgemein menschlichen Erfahrungen für uns haben können. Nur dann, wenn diesen grundlegenden menschlichen Erfahrungen Bedeutung beigemessen wird, können wir uns als schöpferisch empfinden, anstatt uns dem Schicksal, den Ärzten oder „denen“, die etwas mit uns machen, ausgeliefert zu fühlen und uns hilflos in den Fängen großer hierarchischer Organisationen wiederzufinden.

Deshalb müssen wir Geburt und Tod aus dem medizinischen Zusammenhang herauslösen. Wenn die Medizin uns nicht helfen kann oder wenn die dabei eingesetzten Techniken in einem Mißverhältnis zu den *menschlichen* Vorteilen stehen, die durch sie gewonnen werden können, dann müssen wir die Entscheidungsfreiheit haben, „nein" sagen zu können. Wenn uns diese Möglichkeit jedoch wirklich zur Verfügung stehen soll, dann müssen wir in dieser verarmten Gesellschaft Alternativen schaffen, verarmt deshalb, weil trotz der Betonung von Freiheit im zwanzigsten Jahrhundert die meisten Leute nur wenige Möglichkeiten haben, in unserem Gesundheitssystem persönliche Entscheidungen zu treffen.

Wir müssen die Fähigkeit erwerben, Entscheidungen zu fällen. Wir müssen uns über die Fakten und über die durchführbaren Alternativen, die möglichen kurz- und langfristigen Folgen und die Nebenwirkungen unserer Handlungen informieren. Wir müssen in der Lage sein, die Dinge unter verschiedenen Gesichtspunkten zu betrachten und alle Informationen heranzuziehen, die wir von den Fachleuten erhalten können. Doch die *Entscheidungen* über unsere Gesundheitsvorkehrungen, über die Art, wie wir gebären, und in möglichst großem Maß auch über die Art, wie wir unser Alter verbringen und sterben, müssen *wir* treffen. Diese Entscheidungen anderen zu überlassen, weil die Experten das „am besten wissen", heißt, die Verantwortung für unser eigenes Leben abzugeben.

Das bedeutet, daß eine neue Beziehung zu den medizinischen Berufen hergestellt werden muß, in der Ärzte lernen, wie sie Lehrende sein können. Das ist eine gemeinschaftliche Unternehmung. Es geht nicht einfach um neue Methoden bei der medizinischen Versorgung, sondern um eine neue Einstellung dazu.

Nirgends ist dies wichtiger als bei der medizinischen Versorgung von Frauen. Die meisten Ärzte sind Männer. Doch sie haben die Verantwortung für die Gesundheit derer übernommen, die für unsere Nachkommenschaft sorgen, für die Frauen. In den Vereinigten Staaten beanspruchten die Gynäkologen für sich das Recht, dem Staat gegenüber die Hüter der Gesundheit von Frauen zu sein. Doch in Wirklichkeit wissen sie darüber nur sehr wenig. Sie wissen über *Krankheiten* Bescheid. Es ist für einen Arzt nie mit hohem gesellschaftlichen Ansehen verbunden gewesen, wenn er sich als „Geburtshelfer" bezeichnete. Ein Gynäkologe dagegen genießt relativ viel Ansehen, Geburtshilfe ist nur eine Nebensache. Die Gynäkologie beschäftigt sich hauptsächlich mit Chirurgie und Endokrinologie. Frauen brauchen nur dann einen Gynäkologen, wenn sie krank sind. Aber einen Geburtshelfer brauchen sie, wenn sie ein Kind bekommen, auch wenn sie dabei vollkommen gesund sind.

Nur allzu leicht behandeln Frauenärzte Geburten so, als handele es sich dabei ebenfalls um eine Krankheit, die durch ihr Expertenwissen geheilt werden müsse. Diese Einstellung zu Schwangerschaft und Geburt, als seien es pathologische Zustände, führt zu unnötigen und manchmal sehr gefährlichen Eingriffen in einen natürlichen Vorgang, auf den der Körper einer Frau vorbereitet ist. Die Folge ist ein iatrogener, d. h. vom Arzt hervorgerufener, krankhafter Zustand, der wiederum weitere Eingriffe notwendig macht. Je mehr es zu iatrogenen Fehlfunktionen kommt, um so unentbehrlicher erscheinen die Ärzte.

Deshalb ist es wichtig, daß Frauen ihren Körper und dessen Funktionen kennen, daß sie wissen, worüber die Ärzte reden, und daß ihnen die Ausdrücke geläufig sind, mit denen der weibliche Körper in der medizinischen Fachsprache beschrieben wird. Doch die Frauen müssen sogar noch einen Schritt weiter gehen; sie müssen ein gutes Verhältnis zu ihrem Körper bekommen und ein Körperverständnis erlangen, bei dem technische Informationen lediglich ein Anfang sind. Unser Körper ist ein ganzes Leben lang unser Begleiter. Deshalb machen wir ihn uns besser zum Partner als zum Feind. Der Körper der Frau ist zudem ein Begleiter, der sich immer wieder verändert. Er bekommt andere Formen, wenn sie in die Pubertät kommt, nimmt an Umfang und Gewicht zu, was mit veränderten Empfindungen verbunden ist, und erfährt die Menstruationszyklen mit ihren verborgenen und erkennbaren Einflüssen auf ihren Körper, der Flüssigkeit speichert und aus dem Blut fließt. Noch einschneidendere Veränderungen macht er durch, wenn sie Mutter wird und Schwangerschaft, Geburt und Wochenbett durchlebt.

Geburtshelfer und Gynäkologen wissen über all das Bescheid, aber sie haben es gewöhnlich nicht selbst erlebt. Für sie ist das im Vergleich mit pathologischen Erscheinungen wie Gebärmutterhalskrebs oder verklebten Eierstöcken eine relativ uninteressante Angelegenheit. Es ist jedoch möglich, die Entwicklung von Fehlfunktionen und die daraus resultierenden krankhaften Zustände zu vermeiden, indem wir unseren Körper sorgfältig beobachten, anstatt ihn zu ignorieren, und indem wir Verständnis dafür entwickeln, wie wir während dieser natürlichen Zyklen mit ihm zusammenarbeiten können, anstatt uns gegen ihn zu wehren.

Der Personenkreis, der sich für Hausgeburten einsetzt und in den Vereinigten Staaten schon einflußreich ist, in Großbritannien immer größer wird und sich inzwischen auch in der Bundesrepublik Deutschland Gehör verschafft, ist Bestandteil einer größeren Bewegung, deren Ziel es ist, die Stellung der Medizin in unserem Leben neu zu bewerten, ein neues (wirksames) Verhältnis zu den Ärzten herzustellen und Verantwortung für den eigenen Körper zu übernehmen.

2. Was stimmt nicht mit unseren Kliniken?

Einer der Gründe, weshalb manche Frauen ihr Kind zu Hause zur Welt bringen wollen, ist der, daß viele Krankenhäuser ihren Ansprüchen nicht genügen. Krankenhäuser sind nicht dazu geeignet, eine Atmosphäre entstehen zu lassen, wie sie für ein so großartiges Ereignis im Leben oder für die Geburt einer Familie angemessen wäre. Und überdies sind sie manchmal ein ausgesprochen gefährlicher Ort, um ein Kind zu bekommen.

In diesem Kapitel werden wir uns mit einigen Mängeln der Klinikbedingungen beschäftigen. Das geschieht nicht, um werdende Mütter abzuschrecken oder zu beunruhigen. Wir gehen vielmehr davon aus, daß die Betroffenen in unserem Gesundheitssystem ein Recht darauf haben, über die Tatsachen im Zusammenhang mit geburtshelferischen Maßnahmen und dem Ablauf in den Kliniken Bescheid zu wissen, bevor dort nicht eine Wendung zum Besseren eingetreten ist. Einige Ärzte sind der Ansicht, daß werdende Mütter Schutz brauchten und daß es vor allem darauf ankomme, dem Klinikpersonal zu vertrauen, von dem sie betreut werden. Doch sind die Bedingungen in unserem Gesundheitssystem in der Öffentlichkeit heutzutage hinreichend häufig diskutiert worden, um jeder schwangeren Frau bewußt zu machen, daß sie bereit sein muß, zu verlangen, was sie möchte, und nötigenfalls auch darauf zu bestehen, und daß sie ein aktiver, kein passiver Partner sein muß, wenn es um ihre eigene Gesundheit geht.

Zudem sehen Männer die Vorteile einer Hausgeburt und die Nachteile einer Klinikgeburt nicht so leicht ein wie Frauen. Frauen, die entschlossen sind, ihr Kind zu Hause zur

Welt zu bringen, haben es manchmal schwer, ihre Männer zu überzeugen, die meinen, daß in der Klinik eigentlich nichts passieren könne und daß die Klinik der geeignete Ort zur Behandlung medizinischer Krisen sei, zu denen auch die Geburt gehöre. Dieses Kapitel ist deshalb auch für jene Männer bestimmt, denen es lieber wäre, wenn ihre Frau in die Klinik ginge.

Die Frauenbewegung hat uns klargemacht, daß es in der Verantwortung der Frauen liegt, die Vorgänge in ihrem Körper kennenzulernen und ausführliche Aufklärung über die verschiedenen Möglichkeiten bei der medizinischen Betreuung zu verlangen. Eine solche Verantwortung können wir in der Schwangerschaft nicht abgeben, indem wir einfach den Ärzten vertrauen. Bei einem Autounfall oder einer Herzattacke wäre es gerechtfertigt, ohne Fragen jede Hilfe anzunehmen, die uns in einem solchen Notfall angeboten wird, doch die Geburt ist ein normaler physiologischer Vorgang, Ausdruck eines gesunden und nicht eines krankhaften körperlichen Zustands.

Manchmal wird als selbstverständlich vorausgesetzt, daß jede Klinikgeburt immer noch sicherer ist als eine Hausgeburt, unter welchen Bedingungen sie auch immer stattfinden mag. Das ist eine vollkommen falsche Annahme. Es gibt sehr gute Kliniken, in denen ein Baby bei einer Risikogeburt die größten Chancen hat, sicher zur Welt zu kommen, doch es gibt auch andere Kliniken, die personell nicht ausreichend besetzt, schlecht ausgestattet und nachlässig geführt sind, in denen der Verlauf der Geburtsarbeit nicht genügend beobachtet wird und in denen die Frau über längere Zeiträume alleingelassen wird, ohne daß jemand sich vergewissert, wie es um sie steht. Es gibt Kliniken, wo ein gefährdetes Baby einem ausgesprochen großen Risiko ausgesetzt ist, weil kein Kinderarzt in Bereitschaft ist und keine Ausrüstung zur Verfügung steht, um bei einem Baby, das nicht atmet, Wiederbelebungsmaßnahmen durchzuführen. Doch weil die Geburt in einer Klinik stattfindet, meinen alle, sich zufrieden zurücklehnen zu können. Kleine Privatkliniken mit Belegbetten, in denen vielleicht zwar eine einladende Atmosphäre herrscht, lassen in dieser Hinsicht oft zu wünschen übrig, und Frauen sollten ihr Kind nur dann in einer solchen Klinik zur Welt bringen, wenn aller Voraussicht nach mit keinen Komplikationen zu rechnen ist. (Diese Frauen könnten sich aber ebensogut auch für eine Hausgeburt entscheiden.) Einige städtische Krankenhäuser haben ebenfalls keine Intensivstation für Babys in nächster Nähe, so daß ein Baby, das eine Intensivbehandlung braucht, mit dem Notarztwagen transportiert werden muß und sich dann in einem anderen Krankenhaus befindet als seine Mutter.

Es gibt viele Kliniken, in denen Routinemaßnahmen die persönliche Zuwendung ersetzen. Die Folge ist, daß bereits nach zehn Tagen, einer Woche oder sogar nur ein paar Tagen nach dem errechneten Geburtstermin bei den Frauen die Geburt eingeleitet wird und sie die übliche Dosis Dolantin oder andere Medikamente bekommen, ganz gleich, ob sie das möchten oder brauchen. Sie bekommen einen Einlauf oder Zäpfchen, wenn die Wehen begonnen haben, und die Schamhaare werden ihnen abrasiert. Vor der Geburt wird ein Dammschnitt gemacht, und nachher bekommen sie Schlaftabletten und Abführmittel. Sie müssen sich der dort herrschenden Routine unterordnen und bekommen ihre Babys in dem Zeitrhythmus, der für das Klinikpersonal am bequemsten ist. Alles das bedeutet für die Frauen mehr als nur eine störende Begleiterscheinung. Wenn die Versorgung nicht auf die persönlichen Bedürfnisse abgestimmt ist, können daraus zusätzliche und völlig unnötige Risiken für sie und ihr Kind entstehen.

Diese Normierung ist zu einem großen Teil die Folge der Organisationsweise in großen, hierarchisch gegliederten Institutionen. Dort ist es schwierig, den Menschen als Individuen viel Zeit oder Aufmerksamkeit zu schenken; die Frauen werden dort zu „Patientinnen" umfunktioniert, und die Patientinnen werden in die jeweils passenden Kategorien

„alte Erstgebärende", „Kaiserschnitt", „Mehrgebärende", „Erstgebärende" und „Zweitgebärende" oder nach den Belegärzten, deren Patientinnen sie sind, eingeteilt. Manchmal werden Frauen, die ein Baby bekommen, mit Sammelbegriffen wie „die Mamis" oder „die jungen Muttis" beschrieben. Der persönlichen Identität der Frauen scheint lediglich durch das Namensschild an ihrem Bett bzw. – in Großbritannien und den USA – durch das Plastikschild an ihrem Handgelenk mit ihrer Namensangabe Rechnung getragen zu werden.

In der Klinik befindet sich das Territorium ziemlich eindeutig unter der Kontrolle des Personals, nicht der Frauen, die dort ihr Kind bekommen. Während die Hebamme und der Arzt bei einer Hausgeburt Gäste sind, geben in der Klinik sie den Ton an. Es gibt Vorschriften und Bestimmungen, denen die Patienten Folge zu leisten haben. Einige sind klar formuliert und für alle deutlich erkennbar, bei anderen handelt es sich um ungeschriebene Gesetze, die bis zu dem Zeitpunkt, zu dem sie übertreten werden, nicht so deutlich zu erkennen sind. Zu der Aufgabe, sich in der Klinik wie eine gute Patientin zu verhalten, gehört es, von den anderen Patientinnen zu erfahren, worin diese Gesetze bestehen, um den Erwartungen der Schwestern und Ärzte entsprechen zu können. In einigen Kliniken kommt eine Art „Pensionatsatmosphäre" auf, die einigen Frauen in gewissem Maße Spaß macht, indem sie sich gegenseitig die „Tricks" verraten und einander decken, wenn sie etwas tun, was von den Schwestern nicht gerne gesehen wird (zum Beispiel zur falschen Zeit ein Bad nehmen oder das Baby während der Besuchszeit stillen), und weil sie alle der gleichen unpersönlichen, autokratischen Behandlung unterworfen sind.

Vieles von dem, was in den Vereinigten Staaten heute unter ‚Geburtsvorbereitung' läuft, sind Anweisungen, die den Frauen helfen sollen, mit der fremden Klinikumgebung fertig zu werden, zu lernen, bei ihren Forderungen taktvoll und „vernünftig" zu sein und die zahlreichen persönlichen Demütigungen, die Teil der geburtshilflichen Maßnahmen sind, mit Gleichmut hinzunehmen. Lee Stewart, die Mitbegründerin von NAPSAC (National Association of Parents and Professionals for Safe Alternatives in Childbirth = Amerikanische Vereinigung von Eltern und Fachleuten für sichere Alternativen bei der Geburt) stellt Geburtsvorbereiterinnen die Frage: „Haben Sie ... sich schon einmal überlegt, wieviel Zeit in den zur Verfügung stehenden Kursstunden darauf verwendet wird, den Eltern zu vermitteln, wie sie in der Klinik zurechtkommen, anstatt ... ihnen die Vorgänge bei der Geburt zu veranschaulichen?"[1] Es scheint, als sei diese Frage berechtigt, und viele Geburtsvorbereiterinnen verbringen immer mehr Zeit damit, die moderne Technologie der Geburtshilfe zu erklären, anstatt den Frauen zu einem besseren Verständnis ihres Körpers zu verhelfen und sie auf das physiologische und psychische Abenteuer der Geburt vorzubereiten.

Immerhin haben die Patientinnen der Geburtshilfestationen in der Klinik ihre klar definierte Rolle. Die Väter der Babys dagegen kommen sich möglicherweise ganz fehl am Platze vor; sie werden hereingelassen, sind jedoch nicht willkommen und können ohne vorherige Ankündigung zu jedem Zeitpunkt wieder ausgeschlossen werden. Es ist behauptet worden, daß werdende Väter in unserer Gesellschaft „kulturell übergangen" werden und daß sie nur „scheinbare Anerkennung" bekommen, auch wenn immer mehr werdende Väter im Kreißsaal anwesend sind. Oft haben sie die Funktion von unbezahlten Trostspendern, um den Personalmangel auszugleichen.[2] Ihre Anwesenheit wird gewöhnlich vom Klinikpersonal während der Vorbereitungsprozeduren, wenn die Frauen einen Einlauf bekommen und ihnen die Haare abrasiert werden, weder für nötig noch für wünschenswert gehalten, und sie werden meistens gebeten, draußen zu warten. Richman und Goldthorp stellen fest, daß der Mann dann ein „Schwellentrauma" erlebt, wenn seine Frau durch eine Hebamme, die ihn wie eine „Unperson" behandelt, von ihm getrennt wird. Wenn man ihm schließlich mitteilt, daß er hineinkommen kann, muß er sich einen sterilen Kittel anziehen, wodurch betont wird, daß „er sich als jemand Untergeordneter in einer fremden kulturellen Umgebung“ aufhält. In seinem Kittel, mit seinem Mundschutz, der Kopfbedeckung und den Überschuhen wird er scheinbar zu einem Mitglied des medizinischen Teams. In Wirklichkeit jedoch befindet er sich „auf der niedrigsten Stufe der Zugehörigkeit“, ihm kommt keine allgemein anerkannte Verantwortung zu, und häufig hat er das Gefühl, daß er lediglich geduldet wird. Womöglich weiß er nicht, wo er sich hinstellen soll, was er tun darf oder ob es überhaupt angebracht ist, seine Frau anzufassen. Bestimmte Bereiche des Kreißsaals sind privates Territorium des Personals,[3] doch sind sie nicht allgemein kenntlich gemacht, so daß er gar nicht wissen kann, wann die Gefahr besteht, daß er dort eindringt. Er ist von glänzenden Apparaten und Instrumenten umgeben, über deren Zweck er nicht Bescheid weiß und die abschrekkend auf ihn wirken. Diese Apparatur schafft eine Trennung zwischen ihm und seiner Frau, und möglicherweise hat er Hemmungen zu fragen, ob er auf die andere Seite des Bettes gehen kann oder den Wehenschreiber etwas verrücken kann, damit er näher bei ihr ist. Sobald die Austreibungsphase beginnt, tragen alle einen Mundschutz, so daß er vielleicht nicht einmal nach dem Gesichtsausdruck der Leute beurteilen kann, ob er sich richtig verhält.

In vielen Kliniken, in denen die Väter während der Wehen und bei der Geburt anwesend sein können, gibt es Situationen, in denen er hinausgehen muß, und manchmal wird er vielleicht danach nicht mehr aufgefordert, wieder hereinzukommen, entweder weil seine Anwesenheit nicht erwünscht ist oder aber weil das Personal ihn vergessen hat. Einige Paare fürchten sich davor, so willkürlich getrennt zu werden; der Mann kommt sich überflüssig und unerwünscht vor und der Frau wird gerade dann die emotionale Unterstützung ihres Mannes vorenthalten, wenn sie sie am nötigsten brauchte. Die Anlässe, weshalb der Mann aufgefordert wird, draußen zu warten, sind meistens vaginale oder rektale Untersuchungen und geburtshelferische Maßnahmen; oder es wird über die Fortschritte beziehungsweise mangelnden Fortschritte der Geburt gesprochen und beratschlagt, welche Eingriffe vorgenommen werden sollen; oder ein Wehentropf wird vorbereitet und die Frau bekommt schmerzlindernde Mittel oder eine Betäubung. In einigen Kliniken bedeutet das Auftauchen des diensthabenden Arztes auf dem Schauplatz des Geschehens, daß der Mann den Raum verlassen muß, während der Geburtshelfer die Frau untersucht. Eine Frau muß sehr schlagfertig und selbstbewußt sein, damit sie rechtzeitig zu dem Arzt sagen kann: „Ach, bitte schicken Sie meinen Mann nicht hinaus. Es ist mir so wichtig, daß er hierbleibt", oder etwas in diesem Sinn, und auch dann ist es dem Arzt vielleicht unangenehm, die Frau in Anwesenheit ihres Mannes vaginal zu untersuchen.

Männer berichten oft, daß sie wieder hineingelassen wurden und danach feststellen mußten, daß ihre Frau Medikamente bekommen hatte, obwohl sie von Anfang an gesagt hatte, daß sie das nicht wolle – meist handelt es sich dabei um Betäubungsmittel, die gespritzt werden –; oder daß sie sich eine Epiduralanästhesie hatte geben lassen, weil ihr gesagt worden war, daß es nur sehr langsam vorangehe und „daß die Schmerzen noch viel schlimmer würden".

Manchmal werden die Wehen durch einen intravenösen Oxytozintropf verstärkt, ohne daß die Frau Gelegenheit hatte, sich dazu zu äußern, und gelegentlich auch ohne ihr Wissen (das kann geschehen, wenn ihr gesagt wird, es handele sich um einen intravenösen Glukosetropf; in der ersten Flasche ist gewöhnlich tatsächlich eine Traubenzuckerlösung, wenn diese dann in ihren Kreislauf zu tropfen beginnt, wird auch noch Oxytocin angeschlossen).

In einigen Entbindungsstationen werden die Männer jedoch auch schon wegen ganz geringfügiger Maßnahmen hinausgeschickt, bei denen sie die Urteilsfähigkeit des Personals wahrscheinlich nicht beeinträchtigen könnten, allein weil ihre Anwesenheit peinlich ist. Das kommt zum Beispiel vor, wenn die Frau die Bettpfanne benutzt, wenn die Hebamme den Bauch abtastet, um die Lage des Babys festzustellen, oder manchmal sogar beim Messen des Blutdrucks. In Kliniken, in denen es immer wieder zu solchen Unterbrechungen in der Wechselbeziehung zwischen dem Paar kommt, sitzt der Mann vielleicht ständig wie auf Kohlen, weil er nicht weiß, wann er das nächste Mal hinausgeschickt wird, und die Frau hat niemanden, der ihr dauerhafte moralische Unterstützung gibt.

Viele Ärzte sind nicht bereit, in Anwesenheit des Mannes eine Zangengeburt auszuführen, obwohl eben diese Ärzte fest behaupten, daß das „Herausheben" mit der Zange denkbar einfach sei und es sich dabei immer noch um eine „natürliche" Geburt handele. Viele Geburtshelfer sind der Ansicht, daß den Frauen dadurch, daß die Austreibungsphase verkürzt wird, eine Verletzung des Dammgewebes zum großen Teil erspart werden könne und der Kopf des Babys geschont werde, wenn die meisten Babys auf diese Weise mit dem Kopf zwischen zwei Stahllöffeln herausgehoben würden. Der leitende Arzt der Entbindungsstation einer stark frequentierten Universitätsklinik hat mir erzählt, daß er durch seine Erfahrungen in Boston im amerikanischen Bundesstaat Massachusetts und aufgrund der Zahl der dort vorgenommenen Zangengeburten zu der Überzeugung gelangt ist, daß bei Mehrgebärenden die beste Art ein Kind zur Welt zu bringen, darin besteht, die Geburt zum Termin einzuleiten und die Zange zum Herausheben zu benutzen. Da Männer bei einer Zangengeburt häufig hinausgeschickt werden, heißt das, daß an den Kliniken, die diese Vorgehensweise befolgen, trotz der erklärten Absicht, die Väter an der Geburt teilnehmen zu lassen und trotz der wachsenden Zahl interessierter Väter, faktisch immer weniger Männer die Möglichkeit haben, bei der Geburt ihres Kindes dabei zu sein.

Richman und Goldthorp[4] haben herausgefunden, daß Väter, die bei der Geburt und nicht nur während der Wehen dabei waren, im allgemeinen dieser Erfahrung positiver gegenüberstanden als die Väter, die kurz vor der Entbindung den Kreißsaal verlassen hatten. Fünfzig Prozent der Männer, die bei der Entbindung anwesend waren, hatten den Eindruck, daß es ihren Frauen „gut" gegangen sei, dagegen waren 53 Prozent der Männer, die nur bei den Wehen dabei waren, der Ansicht, daß es „schwierig" für ihre Frau gewesen sei. Vielleicht sind sie deshalb hinausgegangen. Doch liegt die Annahme nahe, daß die Männer, die draußen warten und nicht wissen, was sich im Kreißsaal abspielt, ihren Phantasievorstellungen von Schmerz und Verletzung freien Lauf lassen und so die Geburt für *sie* zur Qual wird. Möglicherweise waren die Männer, die bei der Entbindung dabei sein wollten, von Anfang an besser auf die Vorgänge vorbereitet und hatten eher eine Vorstellung davon, wie sie ihren Frauen eine Hilfe sein könnten, als die Männer, die nur bei den Wehen anwesend sein wollten; der Wunsch, bei der eigentlichen Geburt dabei zu sein, kann dann auf das umfangreichere Wissen über den gesamten Vorgang zurückgeführt werden. Eine gute Vorbereitung der Väter ist ein wichtiger Bestandteil der Vorsorge und der Bereitschaft, die Väter zu beteiligen; sie sollte von den Kliniken geleistet werden, was aber häufig nicht der Fall ist. In den meisten Kliniken schließt die Geburtsvorbereitung nur eine oder höchstens zwei Veranstaltungen für werdende Väter mit ein, und häufig erhalten sie dort nur äußerst unvollkommene Informationen.

Bei einer Befragung von Vätern, was ihnen bei den Wehen und bei der Geburt gefallen habe, betonten 53 Prozent der Männer, die bei der Geburt dabeigeblieben waren, wie wunderbar und schön die Geburt des Kindes für sie gewesen sei. Beide Gruppen, sowohl die Männer, die bei der Geburt dabei waren, wie auch die, die nur die Wehen miterlebt hatten, wiesen darauf hin, daß es für sie eine befriedigende Erfahrung gewesen sei, ihre Frauen unterstützen zu können.

Richman und Goldthorp stellen dazu fest, daß die Männer Ausdrücke gebrauchten, die „normalerweise mit Weiblichkeit in Verbindung gebracht werden ... den ersten Anblick des kindlichen Kopfes fanden sie schön; es war eine Freude, diese Anfänge des Lebens mitzuerleben; die neunmonatige freudige Erwartung kommt zur Erfüllung". Wenn Väter vor der Geburt hinausgeschickt werden, bringt man sie um eine äußerst positive Erfahrung.

Die Zeit unmittelbar nach der Geburt ist vielleicht im Hinblick auf die Beziehung zwischen Mann und Frau und zwischen Vater, Mutter und Kind ebenso wichtig, wie die Geburt selbst. Die Kliniken bemühen sich zwar in zunehmendem Maße, eine Umgebung zu schaffen, die die Entstehung einer Beziehung zwischen Mutter und Baby begünstigt, die Bedeutung der Bindung zwischen *Vater* und Baby wird jedoch häufig nicht erkannt, und oft fehlen die Bedingungen, die die Entstehung einer solchen Bindung begünstigen könnten. Auf einigen Entbindungsstationen bekommt der Vater sein Kind normalerweise nicht in die Arme gelegt. Nachdem es die Mutter bei sich hatte (und manchmal nur kurz berühren konnte), wird es in ein Wärmebettchen gelegt, wo es aus der Entfernung bestaunt werden kann. In einigen Kliniken werden die Väter auch gleich nach der Geburt hinauskomplimentiert, anstatt ihnen Zeit zu lassen, mit ihrer Frau und dem Baby allein zu sein und sich als Familie zu erleben. In England ist es zwar in vielen Entbindungsstationen üblich, daß Frau und Mann noch eine Tasse Tee gemeinsam serviert bekommen, doch sobald diese Zeremonie vorüber ist, wird wohl angedeutet, daß es jetzt für den Mann an der Zeit sei zu gehen.

In den meisten Kliniken müssen die Frauen genäht werden, weil sie einen Dammschnitt bekommen haben. Dammschnitte sind heutzutage so häufig, daß sie als normal und in einigen Kliniken als unvermeidlich gelten und als notwendiger Bestandteil der Geburt angesehen werden. In vielen Kliniken wird offenbar mehr oder weniger routinemäßig bei allen Erstgebärenden ein Dammschnitt gemacht, es sei denn, sie haben eine ausgesprochen leichte und schnelle Geburt. Häufig werden die Ehemänner vor dem Nähen hinausgeschickt, für viele Frauen ist jedoch das Nähen das Schmerzhafteste an der ganzen Geburt, weil es unfachmännisch und häufig grob vorgenommen wird und das Dammgewebe nicht genügend betäubt worden ist.

So werden also die Eltern zu dem Zeitpunkt, wenn die neue Familie geboren ist und das Paar sich mit Freude dem neuen Leben zuwendet, das sie gemeinsam geschaffen haben, voneinander und vom Kind getrennt, und die Frau muß Untersuchungen und das Nähen des Dammschnitts über sich ergehen lassen.

Bei meinen eigenen Untersuchungen in einigen britischen Kliniken[5] hat sich ergeben, daß es auch danach noch Zeitpunkte gab, zu denen einige Frauen nach eigenen Angaben ihre Männer sehr vermißten. Zwar darf der Mann in einigen Kliniken seine Frau und das Baby ins Stationszimmer begleiten und noch mit ihr zusammensitzen, doch in vielen Kliniken trennen sich ihre Wege, wenn die Frau in ihr Zimmer gebracht wird. Der Mann wird heimgeschickt, und häufig kommt das Baby ins Säuglingszimmer, wenn es nicht sowieso schon dort hingebracht worden ist. Oft haben die Frauen berichtet, daß sie schlaflose Stunden verbracht haben, in denen sie das eben Erfahrene noch einmal durchlebten und Sehnsucht nach ihrem Mann und ihrem Baby hatten, während sie allein hinter einem zugezogenen Trennvorhang oder im Dunkeln lagen, die anderen Mütter nicht stören wollten und auf der Station niemanden belästigen mochten. Oft schien es den Frauen, die schwere Geburten hinter sich hatten, ein Bedürfnis zu sein, ihre Erfahrungen in einem Zusammenhang zu sehen, besonders, wenn sie das Gefühl hatten, irgendwie „versagt" zu haben. Wenn sie starke Medikamente bekommen hatten, konnten sie sich an längere Abschnitte der Geburt oft gar nicht mehr erinnern oder sie in keinem Zusammenhang mit dem übrigen Verlauf bringen.

Darüber hätten sie gerne geredet und herausgefunden, wann und warum die einzelnen Dinge vor sich gegangen oder mit ihnen gemacht worden sind. Der Mann, der bei der Geburt dabei war, wäre wohl die am besten geeignete Person dafür gewesen, doch hatte man ihn heimgeschickt.

Vom Standpunkt des Mannes aus kann die Trennung nach der Geburt dazu führen, daß er sich alleingelassen fühlt und ihn eine merkwürdige Niedergeschlagenheit überkommt, nachdem er die Verwandtschaft angerufen und möglichst vielen Menschen das freudige Ereignis mitgeteilt hat.

Gewöhnlich ruft der junge Vater die Geburtsvorbereiterin an, um ihr über die Geburt zu berichten. Bei den Paaren, die bei mir im Kurs waren, frage ich jedesmal den Mann, wie *er* sich fühlt. Manchmal bekomme ich sehr überraschende Antworten. Wenn das Baby zu Hause zur Welt gekommen ist, äußern sich die Männer immer positiv, wenn der Mann jedoch seine Frau in der Klinik zurücklassen mußte und in die leere Wohnung zurückkommt, weil man ihn nicht mehr gebrauchen konnte, dann bekomme ich oft zu hören, daß er sehr deprimiert oder niedergeschlagen sei. Gewöhnlich drückt er sich anfangs so aus, daß er „müde" oder „erschöpft" sei, weil er den Eindruck hat, daß Depressionen nicht gerechtfertigt sind. Wenn wir jedoch eingehender darüber sprechen, dann stellt sich heraus, daß er tief im Inneren das Gefühl hat, *nicht erwünscht* zu sein. Wenn der Mann die Geburt als ein großartiges Ereignis erlebt hat, ergibt sich häufig ein ausgeprägter Kontrast zwischen dem Zustand während der Geburt, als seine Frau sich auf ihn verlassen hat und ihn offensichtlich bei den Wehen sehr brauchte, und seinem Zustand des Alleinseins und der Isolation nach der Geburt. Postpartumdepressionen und der „Heultag" am dritten oder vierten Tag nach der Geburt sind allgemein bekannte, wenn auch nicht hinlänglich verstandene Erfahrungen bei Müttern. Sehr viel weniger bekannt sind die Postpartumdepressionen des *Vaters,* und er ist vielleicht auch der Ansicht, daß es unmännlich sei, diese Stimmung irgendwie preiszugeben. Bei den meisten Männern ist die Entstehung dieser Depressionen wahrscheinlich ausschließlich gesellschaftlich bedingt; sie sind die direkte Folge der Klinikgeburt und der anschließenden Trennung des Mannes und Vaters von seiner Frau und seinem Kind. Diese Depressionen wirken sich vielleicht auf die Beziehung zwischen Mann und Frau nur unwesentlich aus, doch möglicherweise haben sie einen Einfluß auf die Schwierigkeiten mancher Frauen, sich in der Zeit nach der Geburt emotional zurechtzufinden und sich auf die neuen Herausforderungen ihrer Aufgabe als Mutter einzustellen.

Die Kliniken können nur dann eine Geburtsatmosphäre schaffen, in der diese unmittelbare Nachgeburtsperiode von beiden Eltern positiv erlebt werden kann, wenn sie Doppelbetten zur Verfügung stellen, die groß genug sind, daß Mann, Frau und das Neugeborene darin zusammen Platz haben. In einer Klinik in Kalifornien ist das verwirklicht worden. Ich kann mir bei britischen Kliniken nur schwer vorstellen, daß sie diesen Vorschlag bereitwillig aufgreifen.

In einer anderen Untersuchung, an der 65 Frauen beteiligt waren, die ihr Kind zu Hause zur Welt bringen wollten,[6] konnte ich feststellen, daß der Grund dafür oft darin besteht, daß sie die Eingriffe der modernen Geburtshilfe vermeiden möchten. Sie ziehen es vor, auf die Natur zu vertrauen, es sei denn, es stellt sich heraus, daß Hilfe von außen notwendig ist. Eine der geburtshilflichen Maßnahmen, die von vielen Frauen in Frage gestellt wird, ist die Einleitung der Geburt aus sozialen, administrativen oder aus nicht gerade triftigen medizinischen Gründen. Sie haben gute Gründe für ihre Kritik an medizinischen Maßnahmen, für die *keine* medizinische Notwendigkeit besteht, und besonders dafür, die Einleitung der Geburt aus sozialen oder unbedeutenden medizinischen Gründen in Frage zu stellen, und zwar nicht nur unter dem Gesichtspunkt ihres eigenen Wohlbefindens, sondern auch um der Sicherheit ihres Kindes willen. Denn eine

Einleitung ohne medizinische Notwendigkeit kann gefährlich sein, besonders wegen der reduzierten Sauerstoffzufuhr zum Baby und wegen des extremen Drucks auf den Kopf des Babys.

In einer amerikanischen Untersuchung, bei der der fötale Herzrhythmus bei spontanen Geburten mit dem bei eingeleiteten Geburten verglichen wurde, ergab sich bei letzteren ein sehr viel häufigeres Auftreten der Verlangsamung der kindlichen Herztöne „auf Grund einer höheren Intensität der Kontraktionen und des Gegendrucks auf den kindlichen Kopf, der durch einen größeren Widerstand des Geburtskanals hervorgerufen wurde".[7] Meistens sind die „Dips" dieser Kategorie harmlos, und viele dieser Babys kommen komplikationslos zur Welt, doch es ist die Vermutung aufgestellt worden, daß diese Verlangsamung der kindlichen Herztöne mit einem „ungleichmäßigen Druck auf den kindlichen Kopf und Kopfdeformationen und Abweichungen im EEG, Gehirnschädigungen und neurologische Folgeerscheinungen" im Zusammenhang stehen. Wahrscheinlich kämen die meisten Frauen zu dem Schluß, daß nichts dafür spricht, dieses Risiko einzugehen, und es ist sicher, daß ein großer Teil der Frauen, die sich für eine Hausgeburt entschieden haben, einer Geburtseinleitung nur bei wirklich zwingenden Gründen zugestimmt hätten.

Bei einigen dieser Frauen, die sich für eine Hausgeburt entschieden hatten, war bei vorherigen Geburten eine Einleitung gemacht worden, und zwar häufig ohne daß das ausgiebig mit ihnen besprochen worden wäre. Deshalb war es ihnen so wichtig, daß ihre nächste Geburt so natürlich wie möglich verlief. Viele sind der Ansicht, daß die Geburt durch die Einleitung mit unnötigen Schmerzen verbunden[8] sowie unnötig hastig und hektisch vor sich gegangen war und zur Folge hatte, daß sie von ihrem Baby getrennt wurden, weil es unmittelbar nach der Geburt zur Beobachtung ins Säuglingszimmer gebracht werden mußte.

Doch es geht hier nicht nur um die Empfindungen der

Frauen. Eine Geburtseinleitung ist immer mit einem gewissen Risiko für Mutter und Kind verbunden, weil es keine sichere Standardmenge bei Oxytozin gibt. Die einzige Möglichkeit, festzustellen, was ein Uterus und ein Fötus im einzelnen vertragen können, besteht darin, den Oxytozintropf aufzudrehen und zu sehen, was passiert. Die Ansprechbarkeit der Gebärmutter auf Oxytozin ist sehr unterschiedlich, und die eine Frau braucht vielleicht nur zwei Millieinheiten, damit die Geburt in Gang kommt, während eine andere bis zu 30 Millieinheiten braucht, damit etwas passiert. Ein Befürworter der aktiven Geburtsleitung warnt, daß „eine allmähliche Verlängerung der Kontraktionen, eine schnellere Aufeinanderfolge und eine Erhöhung des Ruhetonus der Gebärmutter (des Muskeltonus zwischen den Kontraktionen) auftritt, wenn zuviel Oxytozin verabreicht wird und es zu einer Hyperstimulation kommt. Diese Veränderungen können eine Blutstauung im intravillösen Raum bewirken und schließlich zu einer fötalen Anoxie führen“[9] (d. h., daß das Kind nicht genügend Sauerstoff bekommt). Deshalb ist es bei einer eingeleiteten Geburt so wichtig, daß der Zustand des Kindes und der Wehenfortgang sorgfältig beobachtet und ständig von einem Herzton-Wehenschreiber registriert werden. Wenn neben einem intravenösen Oxytozintropf gleichzeitig eine Amniotomie (Sprengen der Fruchtblase) vorgenommen wird, kommt es während der Geburt beim Kind dreimal so häufig zu Atemschwierigkeiten, wie bei Geburten ohne künstliche Einleitung.[10] Möglicherweise wurde die Geburt in einigen Fällen eingeleitet, *weil* es dem Kind nicht gut ging, doch solche respiratorischen Schwierigkeiten beim Kind stehen in direktem Zusammenhang mit der *Menge* des verabreichten Oxytozins.[11]

Viele Geburtshelfer sind heute von der „aktiven Geburtsleitung“ überzeugt und sehen ihre Aufgabe darin, daß die Öffnung des Muttermundes stetig innerhalb eines bestimmten Zeitraumes voranschreitet; sie warten nicht ab, was sich ergibt, wenn man den Vorgang der Natur überläßt oder wenn nach einer langwierigen Geburt eine retrospektive Diagnose vorgenommen wird. Das Partogramm, eine statistische Kurve des durchschnittlichen Fortschritts beim Verstreichen und der Eröffnung des Muttermundes und dem Durchtreten des vorangehenden Körperteils des Kindes ist zur Norm geworden, an der die individuellen Geburten gemessen werden. Das ist eine gute Leitlinie, aber wahrscheinlich eine ungeeignete Vorschrift. Ungeachtet des Befindens der Frau oder der derzeitigen Wehenstärke wird sie an einen Tropf gehängt und bekommt das wehenverstärkende Mittel Oxytozin, wenn ihre Wehenkurve links von der vorgeschriebenen Normalkurve verläuft. Dem Geburtshelfer kommt es darauf an, daß jede Frau innerhalb von 24 Stunden, zwölf Stunden oder acht Stunden, je nachdem, was er für eine Anschauung vertritt, entbunden hat. Alles andere gilt als Abweichung vom Normalen.

Die Dauer einer jeden Geburt unterliegt jedoch bis zu einem gewissen Grad einer subjektiven Beurteilung und hängt davon ab, wann die Frau sich entschließt, in die Klinik zu fahren oder bemerkt, daß sie regelmäßige Geburtswehen hat, und vom Zeitpunkt der ersten vaginalen Untersuchung, bei der festgestellt werden soll, wie weit die Gebärmutter eröffnet ist. Von Geburtswehen kann nur dann die Rede sein, wenn festzustellen ist, daß der Muttermund sich öffnet. Bei vielen Frauen setzen die Geburtswehen jedoch erst ein, wenn der Muttermund schon teilweise eröffnet ist; oft sind es etwa zwei Zentimeter, manchmal drei bis vier Zentimeter, gelegentlich auch mehr, die sich der Muttermund aufgrund geburtwirksamer Vorwehen in den vorangegangenen Tagen und Wochen eröffnet hat, also ist selbst diese Betrachtungsweise ungenau. Für diejenigen, die die Geburt überwachen, mag ein regelmäßiger zeitlicher Ablauf mit einem Gefühl der Sicherheit verbunden sein, doch in den meisten Fällen ist diese Festlegung nur das willkürliche Ergebnis der Einbildungskraft des Geburtshelfers. Es gibt keine Rechtfertigung für die Annahme, daß schnelle Geburten mehr Sicherheit und langsame Geburten größere Gefahr für das Kind bedeuten. The British Births Survey[12] hat gezeigt, daß bei langen Geburten, nach denen das Kind schließlich spontan zur Welt kam, nicht mehr Todesfälle bei den Babys auftraten, als bei schnellen Geburten; wenn jedoch bei der Geburt die Zange eingesetzt wurde, so bestand für das Kind ein erhöhtes Risiko.

Aus meiner Untersuchung über die Erfahrungen von Frauen in 300 britischen Kliniken[13] geht hervor, daß die Frauen fast nie um ihre Zustimmung gebeten wurden, wenn ihnen zur Wehenverstärkung ein Oxytozintropf gegeben wurde, obwohl sie vorher häufig nach ihrer Meinung hinsichtlich der Geburtseinleitung gefragt worden waren und Gelegenheit gehabt hatten, über das Für und Wider zu diskutieren. Sie waren passive Empfängerinnen der medizinischen Versorgung und hatten von diesem Zeitpunkt an die Kontrolle über ihren Körper an den Geburtshelfer abzugeben.

Dazu kam es, weil bei geburtshilflichen Eingriffen, welcher Natur sie auch sein mögen, immer die Gefahr besteht, daß es zu einer Situation kommt, in der weitere Eingriffe notwendig werden, wenn nicht sehr umsichtig und zurückhaltend vorgegangen wird. Es kommt zu einer Kettenreaktion. Wenn die Wehen als Reaktion auf einen Oxytozintropf stärker und länger werden und schneller hintereinander kommen, dann ist damit zu rechnen, daß die Schmerzen bei den Wehen manchmal sehr plötzlich stärker werden, so daß die Frau das Gefühl hat, den Wehen nicht mehr gewachsen zu sein und ein Schmerzmittel verlangt. Da das allgemein bekannt ist, wird der Frau häufig geraten, ein Medikament zur Schmerzlinderung zu nehmen, bevor sie an den Tropf gehängt wird oder unmittelbar danach. Vielleicht wird ihr gesagt, daß sie es sowieso brauchen wird, es also besser jetzt schon nimmt, ehe es „zu schlimm" wird.

Wahrscheinlich wird ihr Dolantin angeboten, das immer noch das am häufigsten verwendete Analgetikum bei uns ist.

(In Großbritannien wird am häufigsten das Mittel Pethidine verwendet.) Es wird durch eine Injektion in Mengen bis zu 200 Milligramm verabreicht. Es hat zweierlei Nachteile: Die Frauen werden benommen, machmal wird ihnen übel oder sie haben Halluzinationen, und sie können ihre Schmerzreaktionen nicht mehr so gut kanalisieren und kontrollieren, wie vorher. Zudem führt es zu einer Beeinträchtigung des Babys, denn alle Medikamente, die in den Blutkreislauf der Mutter gelangen, erreichen über die Plazenta und die Nabelschnur den Fötus, der noch viel weniger als seine Mutter dazu in der Lage ist, große Mengen einer harten Droge zu vertragen, und dann unter Drogeneinfluß zur Welt kommt. Dolantin steht auch bei Hausgeburten zur Verfügung, doch meistens wird es hier in sehr viel kleineren Mengen verabreicht, wenn es gegeben wird. Während eine Frau bei einer Hausgeburt höchstens 100 Milligramm bekommt und häufig überhaupt nichts braucht, erhält eine Frau in der Klinik heute oft Mengen von 150 Milligramm, und zwar in Zeitabständen von einigen Stunden mehrmals, so daß viele Frauen bis zur Entbindung 500 Milligramm Dolantin bekommen haben.[14] Manchmal hat Dolantin auch eine wehenhemmende Wirkung. Es ist nun also ein synthetisches Hormon in den Blutkreislauf der Frau geleitet worden, um die Wehen zu verstärken, und wegen der Auswirkungen dieser Maßnahmen braucht sie ein Schmerzmittel, durch das aber die Gebärmuttertätigkeit in ihrer Wirkung gebremst wird, so daß der Tropf wiederum stärker eingestellt werden muß, damit sich die Wehen fortsetzen, was wiederum mit vermehrten Schmerzen verbunden ist. Ein Teufelskreis hat begonnen.

Bei einer örtlichen Betäubung kommt es dazu nicht, weil Schmerzen dadurch völlig unterbunden werden können. Darauf ist die häufige Anwendung der Epiduralanästhesie zurückzuführen. Doch dadurch, daß die Frau nichts fühlt, kann ihrer Gebärmutter Gewalt angetan werden, ohne daß sie etwas davon merkt. Das Klinikpersonal muß sie sorgfältig überwachen, um die Gefahr eines Gebärmutterrisses zu vermeiden, denn wenn die Geburt beschleunigt wird und die Wehen sehr heftig sind, lange dauern und sehr schnell aufeinanderfolgen, besteht die Gefahr, daß die Gebärmutter die Belastung nicht aushalten kann und es zu einem Reißen der Muskelwände kommt. Eine Epiduralanästhesie birgt weitere Risiken in sich, nämlich, daß die Anästhesie in den Rückenmarkshöhlungen und nicht im Epiduralraum vorgenommen wird, so daß das gesamte Rückenmark betäubt ist, was zu postspinalen Kopfschmerzen führen kann, die unter Umständen tage- oder sogar wochenlang dauern und die schlimmsten Kopfschmerzen sind, die die Frau je gehabt hat. Weiter kann eine Epiduralanästhesie, die unfachgemäß gegeben wird, eine Betäubung des gesamten Atmungsapparates bewirken, so daß schnell ein Gegenmittel gegeben werden muß, damit sie wieder frei atmen kann (eine seltene, aber immerhin mögliche Begleiterscheinung); der Blutdruck der Mutter kann plötzlich niedrig werden, und der Blutfluß zum Baby verringert sich (oft ist das nur ein kurzzeitig auftretender Zustand, der etwa zehn Minuten andauert, doch kann sich die Frau dadurch schwach und benommen fühlen, ihr kann schlecht werden, und manchmal verliert sie das Bewußtsein); manchmal spricht nur eine Seite auf die Epiduralanästhesie an, die Frau muß also mit einseitigen Wehen zurechtkommen, die von vielen vielleicht gerade deshalb als besonders schmerzhaft empfunden werden, weil sie mit vollkommener Schmerzfreiheit gerechnet hatten. Bei einer Epiduralanästhesie wird damit gerechnet, daß die Frau keinen Drang mehr empfindet, ihre Blase zu entleeren und das deshalb auch nicht tun kann, so daß sie katheterisiert werden muß, was ein erhöhtes Risiko einer Harnleiterentzündung bedeutet. Die Funktion der Blase kann nach der Geburt einige Stunden lang und gelegentlich auch länger beeinträchtigt sein. Eine weitere sehr selten auftretende Schädigung durch eine Epiduralanästhesie ist Paraplegie, bei der die Frau ihre Beine nicht mehr bewegen kann. Das ist zwar eine sehr seltene Folgeerscheinung, doch jeder Arzt muß sich die Gefahren einer örtlichen Betäubung immer wieder vor Augen führen, und eine Epiduralanästhesie sollte niemals leichtfertig angewandt werden.

Unter diesen Umständen überrascht es eigentlich nicht, daß einige Frauen bereit sind, auf die unbestreitbaren Vorteile einer Epiduralanästhesie zu verzichten, auch wenn sie eine schwere oder schmerzhafte Geburt haben, und sich für ihre Geburt einen Ort aussuchen, wo sich eine Epiduralanästhesie nicht durchführen läßt, weil sie der Ansicht sind, daß es zweifellos sicherer ist, sich auf einen Strauß Margeriten auf der Frisierkommode zu konzentrieren oder sich durch die Wehen hindurchzuatmen, auch wenn der schmerzlindernde Effekt hierbei nicht so groß ist wie bei einer Epiduralanästhesie.

Einen weiteren Eingriff bei der aktiven Geburtsleitung stellt die Amniotomie, das künstliche Sprengen der Fruchtblase dar. Oft wird das gleich nachdem die Frau in der Klinik eingetroffen ist gemacht, wenn der Muttermund weit genug geöffnet ist (etwa drei Zentimeter), um die Fruchtblase leicht zu erreichen. Das ist ein schmerzloser Eingriff, wegen der Empfindungen dabei braucht sich die Frau also keine Sorgen zu machen; dennoch ist aus mehreren Gründen Kritik an diesem Eingriff gerechtfertigt. Solange die Fruchtblase noch intakt ist, ist der Fötus ein Wasserwesen, das sich relativ frei im Wasser bewegt. Wenn sie jedoch geplatzt ist, sei es von selbst oder durch künstliches Sprengen, dann können die Wehen Druck auf die Nabelschnur ausüben, die sauerstoffhaltiges Blut zum Fötus transportiert, oder auch zu einer ausgeprägten Geburtsgeschwulst führen, wenn der Kopf durch den Geburtskanal und den Beckenausgang gedrückt wird.[15] Zudem kann es nach dem Öffnen der Fruchtblase zu einer Infektion kommen, wenn die Frau nicht in absehbarer Zeit entbindet (24 Stunden gelten als äußerste Grenze); nach Ablauf dieser Zeitspanne wird eine Zangengeburt ausgeführt – oder ein Kaiserschnitt gemacht, falls der Muttermund noch nicht ausreichend eröffnet ist. Es scheint deshalb sehr viel dafür zu sprechen, die Fruchtblase so lange wie möglich intakt zu lassen. Die Ärzte ziehen jedoch den Zustand der Flüssigkeit, in der das Baby schwimmt, als diagnostisches Hilfsmittel heran. Wenn diese Flüssigkeit Mekonium, den Darminhalt des Babys, enthält, dann kann Gefahr für den Fötus bestehen. Ein Argument für das Sprengen der Fruchtblase ist also, daß der Arzt dadurch die Möglichkeit hat, das Fruchtwasser zu beobachten. (Sonst besteht nur noch die Möglichkeit, das Fruchtwasser mit einem Amnioskop zu beobachten. Das ist ein kleines Lämpchen, das durch den Muttermund eingeführt wird und Aufschlüsse über den Zustand des Fruchtwassers in der intakten Fruchtblase gibt. Nur wenige Geburtshelfer wenden diese Methode an.)

Wenn die Fruchtblase gesprengt ist, wird der Kopf des Babys oder der vorangehende Teil fest durch den Geburtskanal geschoben, und das bewirkt, daß die Wehen stärker werden. Es ist also eine Möglichkeit, die Geburt zu beschleunigen und wirksamere Wehen hervorzurufen. Aber es gibt noch triftigere Gründe, weshalb in einer so frühen Phase der Geburt zunehmend eine Amniotomie durchgeführt wird. Wenn nämlich die Fruchtblase offen ist, kann am kindlichen Kopf eine Kopfschwartenelektrode angebracht werden, die die Herztöne aufzeichnet. Der Geburtshelfer kann sich so also ein sehr viel präziseres Bild vom Zustand des Babys machen. Es öffnet sich tatsächlich ein Fenster zum Mutterleib. Natürlich müssen die verschiedenen aufgezeichneten Beschleunigungen, Verlangsamungen und Rhythmen in ihrer Bedeutung interpretiert werden. Normalerweise verlangsamen sich die kindlichen Herzschläge auf dem Höhepunkt einer Wehe ein wenig, sie sollten aber wieder schneller werden, wenn die Wehe vorüber ist. Der Eingriff wird also vorgenommen, damit der Geburtshelfer genauere Daten zur Verfügung hat, besonders, wenn die Geburt künstlich eingeleitet worden ist oder wehenverstärkende Mittel gegeben worden sind – ein weiteres Beispiel dafür, wie ein Eingriff den nächsten erforderlich macht. Wenn eine Frau der Überzeugung ist, daß die Fruchtblase intakt bleiben sollte, solange nicht gewichtige Gründe dafür sprechen, sie zu sprengen, dann wird sie es in der Klinik wahrscheinlich schwer haben, die Einwilligung der Geburtshelfer hierfür zu bekommen, ihre Geburt ohne Amniotomie ihren Lauf nehmen zu lassen. Bei einer Hausgeburt ist es sehr viel wahrscheinlicher, daß sie abwarten kann, bis die Fruchtblase von selber platzt. (Das kann z. B. während einer vaginalen Untersuchung geschehen, wenn sich die Fruchtblase an die Scheide vorwölbt, auch wenn die Hebamme eine Sprengung der Fruchtblase gar nicht beabsichtigt hatte.)

Eine Begleiterscheinung vieler dieser Eingriffe während der Geburt ist, daß die Frau im Bett liegen bleiben muß und mehr oder weniger bewegungsunfähig ist. Das kann bewirken, daß sie sich immer unbehaglicher fühlt und die Wehen weniger wirksam sind, als wenn sie stehen oder umhergehen würde, obwohl sie schmerzhafter sind.[16]

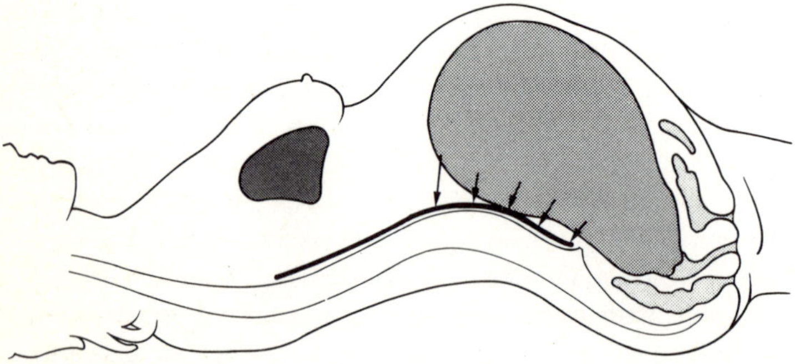

1. Am Ende der Schwangerschaft ist die Wölbung der Wirbelsäule in der Kreuz- und Steißbeingegend besonders ausgeprägt, und normale Stühle stützen den Rücken dann nicht mehr genügend ab. Deshalb sind auch mehrere Kissen während der Geburt nicht ausreichend. Eine besonders ausgeformte Rückenstütze sorgt für eine sehr viel bequemere Haltung.

In der flachen Rückenlage wird Druck auf die untere Hohlvene, eines der Hauptblutgefäße, ausgeübt, der Blutfluß wird also gehemmt, wenn sie sich unter dem Gewicht der schweren Gebärmutter befindet (Abb. 1). Das führt zu niedrigem Blutdruck bei der Frau, manchmal zu Herzklopfen oder sogar zu Bewußtlosigkeit, der Zustrom sauerstoffhaltigen Blutes zum Fötus wird geringer. Deshalb werden die Frauen heute dazu angehalten, während der Geburt auf der Seite zu liegen, und sogar ein Kaiserschnitt wird manchmal durchgeführt, während sich der Körper der Frau in Schräglage befindet.

Besser ist es aber noch umherzugehen, wenn das bequem ist. Ihr Körper teilt einer Frau früh genug mit, wann sie sich am besten hinsetzt oder zur Geburt hinhockt. In einer Untersuchung,[17] bei der Frauen, die umhergehen konnten, mit Frauen verglichen wurden, die im Bett liegen bleiben mußten, ergab sich, daß die Geburt bei den Frauen, die umhergehen konnten, kürzer war, daß weniger Verlangen nach schmerzstillenden Mitteln bestand und daß die Herztöne der Babys regelmäßiger waren. Eine größere Anzahl der Frauen, die im Bett liegen mußten, hatten so langwierige Geburten, daß die Ärzte die Geburt mit einem Syntozinontropf in Gang brachten. Zudem befanden sich die Kinder der Mütter, die umhergehen konnten, nach der Geburt in einem besseren Zustand und hatten beim Apgar-Test nach einer und nach fünf Minuten bessere Ergebnisse. (Der Apgar-Test ist eine Methode, mit der die Gesundheit und Vitalität des Neugeborenen auf sehr einfache Weise eine Minute nach der Geburt und dann noch einmal 5 Minuten danach beurteilt werden kann. Ein Baby, dem es ausgezeichnet geht, bekommt zehn Punkte. Die meisten Babys bekommen sieben und mehr Punkte. Der zweite Durchgang ist wichtiger als der erste. Viele, die nach einer Minute beim Apgar-Test sehr schlecht abschnitten, bekamen nach fünf Minuten neun oder zehn Punkte. Siehe S. 36.)

Bis vor kurzem wurde von den Frauen in den Kliniken

erwartet, daß sie flach auf dem Rücken im Bett liegen bleiben, während sie zu Hause wahrscheinlich zu Beginn der Geburt noch herumgelaufen wären und leichtere Arbeiten im Haus erledigt hätten, wobei sie im natürlichen Ablauf der Vorgänge häufiger ihre Haltung verändert hätten. Diese spontane Mobilität erfuhr eine Veränderung, als die Frauen begannen, zur Geburt in die Klinik zu gehen, vielleicht einfach deshalb, weil es zu den Erwartungen an die Verhaltensweise von Krankenhauspatienten gehört, daß sie ruhig im Bett liegen. Erst nachdem sich Folgeerscheinungen zeigten und Untersuchungen vorgenommen wurden, die darauf hinwiesen, daß die flache Rückenlage schädlich ist, änderte sich diese Regel. Es fragt sich, wie viele andere offensichtlich geringfügige und sehr subtile Verhaltensänderungen auftreten, weil sich eine Frau in der Klinik anstatt zu Hause befin-

Der Apgar-Test (Asphyxie-Index)

Symptom	2 Punkte	1 Punkt	0 Punkte
Kolorit (Farbe)	rosig	Stamm rosig, Extremitäten blau	blau oder weiß
Atmung	regelmäßig, kräftig schreiend	Schnappatmung unregelmäßig	keine
Tonus	gut, Spontanbewegungen	mittel, träge Flexionsbewegungen	schlaff
Reflexe bei Anschnippen der Fußsohlen	Schrei	Grimasse	keine
Nabelschnur oder Herzfrequenz	prall kräftiger Puls 100 oder mehr pro Minute	schlaff schwacher Puls weniger als 100	schlaff kein Puls keine

det, und welche weiteren schädlichen Effekte solcher Klinikregeln es noch zu entdecken gilt.

Einige Frauen, die sich für eine Hausgeburt entscheiden, sind wegen der ständigen apparativen Überwachung des Kindes besorgt. Sie befürchten, daß die Immobilität sich negativ auswirkt, sie haben Angst, daß die Fehlinterpretation der Überwachungsergebnisse durch einen unerfahrenen Arzt zu einer überhaupt nicht notwendigen Zangengeburt oder einem nicht gerechtfertigten Kaiserschnitt führt, oder sie sind beunruhigt, weil sie meinen, daß die Apparate vielleicht nicht richtig funktionieren oder ausfallen könnten. Einige stellen die Menschlichkeit einer Maßnahme in Frage, bei der eine Metallvorrichtung wie ein Miniaturkorkenzieher oder ein Clip in die Kopfschwarte des ungeborenen Babys geschraubt werden. Da mehr und mehr Frauen apparativ überwacht werden, weil die Kliniken die Geräte angeschafft und viele Geburtshelfer sich das Ziel einer hundertprozentigen Überwachung gesetzt haben, erhalten Frauen, deren Babys überhaupt nicht „gefährdet" sind, eine Behandlung, die bei Babys angewendet wird, bei denen wirklich ein großes Risiko besteht und deren Herzrhythmus eine sorgfältige Überwachung notwendig macht.

Manche Mütter machen sich auch Sorgen darüber, daß ihre Babys dort, wo die Elektrode angebracht war, immer eine kahle Stelle behalten werden. Das scheint ein geringer Preis dafür zu sein, daß jeder einzelne Herzschlag überwacht worden ist; doch eine Mutter, bei deren Kind dieser Fall eingetreten ist, obwohl kein spezielles Risiko vorlag, und die Überwachung gegen ihren Willen durchgeführt worden war, meinte bei ihrer zweiten Schwangerschaft, daß sie sehr zögere, sich jemals wieder solchen geburtshelferischen „Kniffen" auszusetzen.

Auch wird von den Frauen langsam die Notwendigkeit der Episiotomie (ein Schnitt in das Dammgewebe, um die Scheidenöffnung zu vergrößern) in Frage gestellt, und einige sind der Ansicht, daß sie die Wahl haben sollten, ob sie einen

Dammschnitt wollen oder nicht. Bei einer Hausgeburt ist es der ganze Stolz der Hebammen, wenn der Damm möglichst unversehrt bleibt. Sie arbeiten mit der Frau zusammen, damit die Geburt sanft verläuft und beurteilen in jedem einzelnen Fall, ob ein Dammschnitt notwendig ist. So vermeiden sie unnötige Eingriffe.

Eine Hebamme hat zu ihren Klinikerfahrungen folgenden Kommentar gegeben: „Für eine Hebamme ist es absolut ehrenrührig, wenn sie es zu einem Reißen des Dammgewebes kommen läßt; sogar ein ganz kleiner Riß, der gar nicht genäht zu werden braucht, gilt als ein Zeichen für äußerste Unfähigkeit", und sie fügt hinzu, daß eine junge Hebamme oder eine Hebammenschülerin „solche Angst davor hat, daß das Dammgewebe einreißen könnte, daß ihr eine Routineepisiotomie als die einfachste Lösung erscheinen muß".[18] So können Hebammen und Ärzte also nie lernen, den Belastungszustand des Dammgewebes zu beurteilen, oder Erfahrungen machen, wie sie die Frauen dabei unterstützen können, ohne Dammschnitt zu gebären.

Derartige Dinge sind für viele Frauen im Zusammenhang mit einer Klinikgeburt beunruhigend. Sie möchten ihre Eigenständigkeit bewahren und ziehen es vor, ihr Kind so natürlich wie möglich bei sich daheim zur Welt zu bringen.

Vielleicht möchten sie auch die Gewißheit haben, nicht aus irgendwelchen Gründen von ihrem Baby getrennt zu werden, es gleich nach der Geburt in den Armen halten und bei sich behalten zu können, wenn sie wollen auch neben sich im Bett. Das in einer Klinik zu erreichen ist oft schwierig oder unmöglich. In einigen Kliniken werden die Babys ihren Müttern eigenmächtig weggenommen, als gehörten sie der Klinik und nicht zu den Eltern.

Einige Frauen möchten zu Hause bleiben, weil sie bei einer früheren Geburt die Erfahrung gemacht haben, daß ihnen ihr Kind weggenommen wurde.[19] In einigen Kliniken, in denen es Babyintensivstationen gibt, besonders, wenn sie sich im selben Stockwerk des Gebäudes wie die Entbindungsstation befinden, werden die Kinderbettchen in diesen Intensivstationen immer irgendwie voll oder beinahe voll belegt, selbst dann, wenn es nur sehr wenige kranke oder sehr stark untergewichtige Babys gibt.[20]

Bei einer Befragung von Frauen, deren Geburt künstlich eingeleitet worden war,[21] sagten 42 Prozent, daß sie von ihren Babys getrennt worden seien, und zwar unabhängig davon, ob diese in die Intensivstation gebracht werden mußten oder nicht. Das heißt, daß die Mütter entweder nicht in der Lage gewesen sind, ihr Kind im Arm zu halten, oder daß keine Zeit war, sich mit ihm vertraut zu machen, oder daß sie, auch wenn ihnen die Möglichkeit geboten wurde, unter dem Einfluß von Medikamenten keinen Gebrauch davon machen konnten, oder daß sie sich später nicht mehr daran erinnern konnten, ihr Baby gesehen und vielleicht auch angefaßt zu haben. Untersuchungen von Klaus und Kennell in Cleveland[22] haben gezeigt, daß das Sehen, Hören, Berühren und Untersuchen des Neugeborenen innerhalb der ersten Minuten nach der Geburt den psychologischen Mechanismus darstellt, durch den es zu einer spontanen Bindung zwischen Mutter und Baby kommt. Wenn beide getrennt werden, kann es der Mutter schwerer fallen, eine Beziehung zu ihrem Baby herzustellen und zu spüren, daß das wirklich ihr Baby ist. Einige Mütter, die mir einige Zeit später noch einmal schrieben, nachdem sie mir ihre Berichte über ihre Erfahrungen bei einer eingeleiteten Geburt geschickt hatten, berichteten mir, wie lange es gedauert hatte, bis sie eine Beziehung zu ihrem Kind herstellen konnten, und beschrieben ihre Schwierigkeiten dabei, mit ihren Babys umzugehen. Eine kleinere Gruppe von Frauen, die mir schrieben, als ihre Kinder ungefähr ein Jahr alt waren, deuteten an, daß sich das langsfristig auf ihre Beziehung zu ihren Kindern ausgewirkt hatte, und einige dieser Frauen vertrauten mir an, daß sie ihre Babys mißhandelt hatten, und sie nutzten die Möglichkeit, über ihre Erfahrungen zu schreiben, als Weg, Hilfe zu suchen.

Frederick Leboyer hat die Aufmerksamkeit darauf gelenkt, was Babys bei der Geburt erleben,[23] und ist der Meinung, daß wir die Art und Weise überprüfen sollten, wie wir die Neugeborenen in dieser Welt willkommen heißen. Er sagt, daß auch neugeborene Babys Gefühle haben, und daß wir sie nicht wie Fleischklumpen behandeln sollten. In einem ,,Ausbruch von Verwirrung, Verzweiflung und Schmerz . . . packt jemand das Baby bei den Füßen und hält es über den Abgrund". Er setzt sich dafür ein, daß das Licht im Zimmer gedämpft sein und nur mit leiser Stimme geredet werden sollte, daß der Geburtshelfer die Nabelschnur auspulsieren lassen sollte, bevor er sie abgeklemmt und durchtrennt, und daß das Baby sanft behandelt und einige Minuten nach der Geburt in angenehm temperiertem Wasser gebadet werden sollte.

Die Paare, die sich eine Geburt nach den Vorstellungen Leboyers wünschen, stoßen in den Kliniken, wo die Philosophie Leboyers mit Verständnislosigkeit aufgenommen wurde und das Klinikpersonal seinen Lehren nicht zustimmt, auf unüberwindliche Schwierigkeiten. Selbst in den Kliniken, die angeben, daß bei ihnen Leboyer-Geburten gemacht werden, herrschen sehr unterschiedliche Auffassungen darüber, was damit gemeint ist.[24] Es kann zum Beispiel eine sanfte Geburt, jedoch ein sofortiges Durchtrennen der Nabelschnur bedeuten, und vielleicht sind die Geburtshelfer nicht gewillt, auf das routinemäßige Absaugen des Babys zu verzichten, obwohl die Reizung des Rachens des Neugeborenen durch unsachgemäße Anwendung des Absaugkatheters oder des Absauggeräts eine Verkrampfung des Kehlkopfs zur Folge haben kann, so daß das Baby unter Umständen nicht atmen kann und wiederbelebt werden muß. Jeden Tropfen Schleim unbedingt abzusaugen kann mehr Schaden anrichten, als es nützt, doch unglücklicherweise wird genau das den Hebammen und Ärzten beigebracht. In den meisten Kliniken ist es nicht möglich, das Baby so zu baden, wie Leboyer es empfiehlt. Auch aus diesem Grund entscheiden sich viele Frauen für eine Hausgeburt: damit sie selbst die Umgebung bestimmen und eine Atmosphäre schaffen können, in der sich das Baby in dieser Welt willkommen geheißen fühlt.

Frauen, die eine Hausgeburt planen und schon ein Kind haben, geben als Grund dafür häufig an, daß sie keine Gelegenheit hatten zu stillen, wie sie das vorgehabt hatten. In 74 Berichten über Klinikgeburten von Frauen, die jetzt eine Hausgeburt planten, äußerten sich nur neun Frauen vollkommen zufrieden über die Unterstützung und Hilfe, die sie beim Stillen bekommen hatten.[25] Frauen, die stillen wollen und ihr Kind dann anlegen möchten, wenn sie das wünschen, haben jetzt immer bessere Aussichten, eine Klinik zu finden, wo sie nach Bedarf stillen können, aber dieses „Stillen nach Bedarf" wird in den verschiedenen Entbindungsstationen und innerhalb einer Station von den einzelnen Angehörigen des Personals sehr unterschiedlich interpretiert.[26] Häufig bedeutet es nicht: „immer, wenn das Baby saugen möchte" sondern „nicht öfter als alle zwei Stunden" oder „wenn es sich mit der Klinikroutine vereinbaren läßt".

Frauen, die ihr Kind in der Klinik zur Welt bringen, sind nicht nur nachts und oft auch die meiste Zeit tagsüber von ihren Männern getrennt, sie können auch nicht mit ihren größeren Kindern zusammen sein. Es findet eine Unterbrechung des Familienlebens statt, und in einigen Kliniken ist Kleinkindern der Zutritt zu den Stationen verboten, oder sie dürfen das Baby nicht sehen.[27] Es gibt einige rühmliche Ausnahmen. Ich kenne einige Kliniken, wo das größere Kind aufgefordert wird, zur Mutter ins Bett zu krabbeln, um sich neben dem Baby hinzukuscheln und es zu streicheln. Doch in anderen Kliniken werden ältere Geschwister wie unerwünschte Eindringlinge behandelt, die durch ihre Anwesenheit die Klinikroutine durcheinanderbringen und die Mutter in ihrer Ruhe stören. Es ist verständlich, daß es mit Lärm, Aufregung, Lachen oder Tränen verbunden ist, wenn mehrere Zwei- bis Fünfjährige zu Besuch auf die Entbindungsstation kommen, und daß es für andere Frauen unmöglich ist, dabei zu schlafen, zu lesen oder auch ein ungestörtes Gespräch zu führen. Auch aus diesem Grund ist die Klinik vielleicht nicht der beste Ort, nachdem das Baby geboren ist, und deshalb sollte eine Frau, die schon Kinder hat, sich überlegen, ob sie ihr Kind entweder zu Hause zur Welt bringt oder nach Möglichkeit einige Stunden nach der Geburt wieder aus der Klinik nach Haus zurückkehrt, sich also für eine ambulante Geburt entscheidet.

Es spricht gegen viele unserer Entbindungskliniken, daß Frauen, die eine Hausgeburt wollen, sich nicht nur deswegen dazu entscheiden, weil sie eine so positive Einstellung gegenüber einer Geburt zu Hause haben, sondern weil sie sich vor dem fürchten, was in den Kliniken mit ihnen passiert. Sie haben Angst vor Maßnahmen, die sie daran hindern, sich als fähig zu erleben, ein Kind zur Welt zu bringen und mit ihm richtig umzugehen. Vieles an der neuen hochentwickelten Technologie und an der Mechanisierung des Geburtsvorgangs, was den Frauen Sorge bereitet, gilt bei den Geburtshelfern als ein Zeichen des Fortschritts in der Geburtsleitung. Anderes, zum Beispiel die Einstellung gegenüber den Vätern und älteren Geschwistern in vielen Kliniken, ist ein Hinweis darauf, daß unsere Kliniken mit der Entwicklung nicht Schritt gehalten haben und weder auf die Art von Beziehungen eingehen, um die sich Paare oder Familien bemühen, noch auf eine informierte Partnerschaft, die Frauen zu ihren Ärzten unterhalten möchten. Auf der einen Seite weist also alles auf eine hochorganisierte technologische Überwachung und Leitung hin, auf der anderen Seite herrschen anachronistische Regeln, durch die das individuelle Verhalten in der Klinik bestimmt wird. Dabei werden Frauen auf ihre angelernte Hilflosigkeit festgelegt, man macht sie zu fügsamen Patientinnen, anstatt sie als Frauen zu unterstützen, die aktiv ihr Kind gebären können und in der Lage sind, vom Augenblick der Geburt an die Verantwortung für ihr neugeborenes Baby zu übernehmen.

Nur wenn wir Alternativen zur Klinik schaffen, bleibt uns eine Wahl, und nur so können wir der Möglichkeiten anderer Formen, ein Kind zur Welt zu bringen, gewahr werden. In den Kliniken muß eine Veränderung stattfinden, doch welche Richtung diese Veränderung nimmt, hängt davon ab, daß es andere Vorbilder gibt, andere Umgebungen, in denen Geburten stattfinden. Ohne die Hausgeburten und die Versuche, etwas Neues zu wagen, die dabei im Zusammenhang mit persönlichen Lebenseinstellungen und Lebensweisen unternommen werden, ist die Bandbreite möglicher Veränderungen bei der Klinikgeburt äußerst begrenzt; es scheint sich dabei hauptsächlich um die Ansammlung neuer Errungenschaften im „Hardware"-Bereich zu handeln, um neue Techniken, neue Möglichkeiten, die Geburt oder Mutter und Kind zu „managen", und nicht um unterschiedliche Einstellungen und eine andere Atmosphäre.

Durch die Möglichkeit der Hausgeburt ist sichergestellt, daß Alternativen zum gängigen System erhalten bleiben und daß zumindest die Chance dafür vorhanden ist, daß der Wandel in den Kliniken so verläuft, daß auch sie einige Elemente der Freundlichkeit, Vertrautheit, persönlichen Zuwendung und des Friedens übernehmen, die untrennbar mit der Hausgeburt verbunden sind.

3. Die Sicherheit

Jede Frau, die ihr Kind zu Hause bekommt, sollte sich klar darüber sein, daß sie ein geringes, aber trotzdem eben vorhandenes zusätzliches Risiko eingeht im Vergleich zu einer Geburt in einem gut ausgerüsteten, gut organisierten und mit genügend Personal besetzten Krankenhaus. Auch wenn die Schwangerschaft offensichtlich völlig normal verlaufen ist, kann es zu unvorhergesehenen Komplikationen kommen, denen nur in einem Krankenhaus begegnet werden kann. Deshalb ist es nicht ratsam, sich für eine Hausgeburt zu entscheiden, wenn das nächste Krankenhaus nicht innerhalb einer Stunde zu erreichen ist. Manchmal wird die Meinung vertreten, daß die Entfernung sogar kürzer sein sollte. Das müßte in einem Gespräch geklärt werden. Allgemeingültige Regeln hierüber lassen sich nicht aufstellen. Wichtig ist, daß die Frau sich sicher fühlt. Sie selber sollte darüber entscheiden, bis zu welchem Maß sie bereit ist, Risiken einzugehen.

Statistische Daten, die direkt Antwort auf die Frage geben könnten, ob die Geburt im Krankenhaus oder daheim sicherer ist, sind veraltet. Fedrick und Butler[1] haben Daten aus einer Untersuchung über Säuglingssterblichkeit in England aus dem Jahr 1959 herangezogen. Zwar geht daraus hervor, daß sich das Risiko bei Hausgeburten in dem betreffenden Jahr gegenüber der vorhergegangenen Untersuchung leicht erhöht hatte, doch seitdem haben in England wesentliche Veränderungen in der Schwangerenbetreuung und in der Hebammenausbildung stattgefunden. Wir haben keine Anhaltspunkte, um feststellen zu können, ob die Hausgeburt sicherer oder riskanter geworden ist. Ebensowenig läßt sich entscheiden, ob die Klinikgeburt heute sicherer oder gefährlicher ist als 1958. Die Sterblichkeitsrate in der Klinik ist wesentlich höher als bei Hausgeburten, doch das könnte dadurch zu erklären sein, daß Frauen, bei denen ein hohes Risiko besteht, ihr Kind in der Klinik bekommen, wo sie auch hingehören. Da jedoch Hausgeburten heutzutage selten sind, bekommen also auch immer mehr Frauen, bei denen keine Risikoschwangerschaft vorliegt, ihr Kind im Krankenhaus, und das wirkt sich wiederum auf die Höhe des Risikos der Säuglingssterblichkeit aus. So stellt sich die Frage, ob die Zahl der Kinder, die in der Klinik sterben oder sehr lange brauchen, bis sie ihren ersten Atemzug machen, wirklich so sehr abgenommen hat, daß die allgemein anerkannte Schlußfolgerung berechtigt ist, die Geburt in der Klinik biete für alle Säuglinge eine größere Sicherheit als eine Hausgeburt.

Wir sind in unserem Leben nicht dauernd damit beschäftigt, an drohende Gefahren zu denken, gehen jedoch ständig Risiken ein. Jedesmal, wenn wir über die Straße gehen, einen Gasherd anzünden, in tiefem Wasser schwimmen oder eine Flugreise antreten, besteht ein gewisses Risiko. Das Leben würde zum Stillstand kommen, wenn wir nicht in der Lage wären, Risiken einzugehen. In vielen Situationen müssen wir uns auf andere verlassen, die wir oft gar nicht kennen, und wie groß oder wie gering unser Risiko ist, hängt von ihren Fähigkeiten und ihrer Zuverlässigkeit ab. Das ist jedesmal der Fall, wenn wir in einen Zug einsteigen und uns darauf verlassen, daß der Zugführer, das Aufsichtspersonal, die Streckenarbeiter und die Ingenieure ihre Arbeit gewissenhaft ausführen, oder wenn wir in einem Restaurant essen und dem Personal vertrauen, daß wir keine Lebensmittelvergiftung zu befürchten haben. In anderen Situationen verlassen wir uns hauptsächlich auf uns selbst. Die relative Sicherheit unserer Unternehmungen hängt dann von unserem eigenen Verstand, unserer Vorausplanung und unserem Verhalten zum jeweiligen Zeitpunkt ab. Zu solchen Situationen gehören z. B. eine Campingreise, Kanufahren oder Segeln. Unsere natürliche Umgebung unterliegt Veränderungen, es kann zum Beispiel ein Wetterwechsel eintreten, den wir in unsere Planungen mit einbeziehen müssen, und es wäre Dummheit, wenn wir solche Veränderungen einfach ignorierten: Doch die Entscheidung liegt in unserer Hand und wir können wählen, was wir wie und wann unternehmen. Wenn wir zur Geburt in die Klinik gehen, ist das etwa so, als würden wir ein Flugzeug besteigen und dem Piloten vertrauen. Eine Hausgeburt ist wie eine Reise auf einem Segelboot, dessen Kapitän wir selbst sind.

Es können Situationen eintreten, in denen der Kapitän entscheidet, daß es das Beste sei, den nächsten Hafen anzulaufen. Ebenso tauchen auch in der Schwangerschaft oder während der Geburt manchmal Situationen auf, in denen klar wird, daß es am besten ist, in die Klinik zu gehen. Deshalb ist es sehr wichtig, daß eine Frau über den Verlauf der Schwangerschaft und der Geburt sowie über ihren Zustand und den des Babys umfassend informiert ist, damit sie entsprechende Entscheidungen aufgrund ihrer Kenntnisse treffen kann. Keine Frau sollte sich aus der Haltung heraus für eine Hausgeburt entscheiden, daß sie das Kind zu Hause zur Welt bringen will, ganz gleich, was geschieht. Es ist wichtig, flexibel zu bleiben und sich die Möglichkeit einer Klinikgeburt offen zu halten, falls sie notwendig sein sollte; es ist unmöglich, im voraus zu wissen, wie alles verlaufen wird. Die Begeisterung für die Idee der Hausgeburt sollte uns nicht blind gegenüber den tatsächlichen Vorteilen der Klinik machen, wenn deutliche Anzeichen für Abweichungen vom normalen Verlauf vorliegen. Die Möglichkeit der Hausgeburt steht für normale Entbindungen offen, denen eine komplikationslose Schwangerschaft vorausgegangen ist. Unter dieser Voraussetzung besteht nur ein sehr geringes Risiko. Im Jahr 1970 sind in England und Wales von 1000 Babys, die zu Hause zur Welt gekommen sind, nur vier gestorben, und diese hätten wahrscheinlich in keinem Fall überlebt, ganz gleich, wo sie zur Welt gekommen wären.

Die durchschnittliche Sterblichkeitsrate, für Klinik- und Hausgeburten, betrug 17 pro 1000.

Diese Zahlen entsprechen allerdings nicht ganz den Tatsachen, denn wenn eine Frau wegen Komplikationen während der Geburt in die Klinik eingeliefert wird und das Kind dann tot zur Welt kommt oder später stirbt, so werden diese Todesfälle der Sterblichkeitsrate der Kliniken zugerechnet. Das bedeutet, daß die Statistik bei Hausgeburten eine niedrigere Sterblichkeitsrate ausweist als das den wirklichen Verhältnissen entspricht. Doch selbst wenn wir das in Betracht ziehen, ist das Risiko, daß das Kind stirbt, wirklich sehr gering. Die Entscheidung, die jede Frau treffen muß, besteht darin, ob sie dieses Risiko in Kauf nehmen will.

Risikofaktoren, die schon vor der Schwangerschaft bekannt sind

Allgemeinverbindliche Regeln lassen sich hier zwar wahrscheinlich nicht aufstellen, denn sehr viel hängt davon ab, wie groß der Wunsch der Frau ist, ihr Kind zu Hause zur Welt zu bringen, in was für einem gesundheitlichen Zustand sie sich befindet, unter welchen sozialen Bedingungen sie lebt und wie fähig und zuverlässig ihre Geburtshelfer sind. Es gibt jedoch bestimmte Faktoren, die Hinweise darauf liefern, daß die Gefahr einer von Komplikationen begleiteten Geburt, bei der vielleicht nicht alles gut geht, eher im Bereich des Möglichen liegt als für gewöhnlich. Viele dieser Faktoren sind sogar schon vor Beginn der Schwangerschaft feststellbar. Wir wollen sie in den folgenden vier Abschnitten erörtern.

Die Beziehung zwischen Anzahl der Geburten, Zugehörigkeit zur sozialen Schicht, Alter und Körpergröße

Aus der Sicht des Frauenarztes ist eine sogenannte Primipara – eine Frau, die das erste Mal ein Kind erwartet – eine unbekannte Größe und deshalb auch ein Risikofall. Eine Frau, die schon viermal geboren hat, kann ebenfalls als Risikofall angesehen werden. Zwischen der ersten und der vierten Geburt ist die Wahrscheinlichkeit von Komplikationen gering. Es lassen sich alle möglichen Berechnungen anstellen, um zu zeigen, daß die Geburt des ersten Kindes mit etwas größeren Risiken verbunden ist als darauffolgende Geburten. Für sich allein betrachtet stellt die Anzahl der Geburten jedoch keinen sehr sinnvollen Maßstab dar. Dieser Faktor muß in Beziehung zum Alter, zum Verlauf früherer Schwangerschaften und Geburten und zur sozialen Schicht (ein Umstand, der nicht gerade für die Gesellschaft spricht, in der wir leben) gesehen werden. Arbeiterfrauen und alleinstehende Mütter (zu denen unverheiratete, geschiedene, getrennt lebende und verwitwete Frauen gehören) werden in die Kategorie der Schwangeren eingeordnet, bei denen das größte Risiko besteht.

Zwar geht aus einigen Statistiken hervor, daß minderjährige Schwangere einem größeren Risiko ausgesetzt sind als ältere Frauen, doch trifft dies nicht für Frauen aus der Mittelschicht zu. Tatsächlich ist die Säuglingssterblichkeit (wenn das Baby tot geboren wird oder in der ersten Lebenswoche stirbt) in dieser Gruppe am niedrigsten.

Bei Frauen, die ihr fünftes Kind bekommen, bei denen die vier anderen Schwangerschaften und Geburten normal verlaufen sind und die unter 40 sind, ist es ebenfalls sehr wahrscheinlich, daß diese Geburt normal verläuft.

Tatsächlich haben Frauen aus der Mittel- und Oberschicht eine sehr viel größere Chance, eine normale Schwangerschaft und Geburt zu erleben und ein lebendiges, gesundes Kind zur Welt zu bringen, als Frauen aus den unteren sozialen Schichten. Gegenwärtig ist die Säuglingssterblichkeit bei Frauen aus der untersten sozialen Schicht doppelt so hoch wie bei Frauen aus der Oberschicht (1). (Siehe Tabelle 1)

Bei Frauen aus den unteren sozio-ökonomischen Schichten kommt es häufiger vor, daß sie selbst nicht gesund sind,

Tabelle 1: Geburtsergebnisse in verschiedenen sozialen Schichten*

Soziale Schicht	Rate der Säuglingssterblichkeit
1	7,5
2	15,8
3	19,6
4	26,5
5	27,6
alleinstehende Mütter	37,4

* W. M. O. Moore: Antenatal care and the choice of place of birth. In: *The place of birth* (hrsg. von Sheila Kitzinger und John Davis), Oxford, 1978.

sich nicht so gut ernähren und daß sie eher dazu neigen, während der Schwangerschaft zu rauchen. Oft verfügen sie nicht über so gute anatomische Voraussetzungen, und es kommt bei ihnen häufiger zu einer Schwangerschaftsvergiftung. Auch haben ihre Mütter ihrerseits schon unter diesen sozio-ökonomischen Benachteiligungen gelitten.

Das beste Alter für die erste Geburt liegt, physiologisch gesehen, unter 30. Frauen, die ihr erstes Kind bekommen, wenn sie über 30 sind, werden als „alte" Erstgebärende bezeichnet. Für eine Frau, die glücklich über ihre Schwangerschaft ist, sich bester Gesundheit erfreut und voller Vitalität ist, hört sich eine solchermaßen definierte Bezeichnung sehr abwertend an. Doch ist damit nicht gemeint, daß die Geburt in ihrem Fall wahrscheinlich schwierig sein wird, sondern nur, daß es in der gesamten Kategorie der Erstgebärenden dieses Alters überdurchschnittlich viele Frauen gibt, bei denen es zu Schwierigkeiten kommt.

Es hat sich erwiesen, daß die Körpergröße eine weitere wichtige Variable ist. Je kleiner die Mutter ist, um so größer ist das Risiko für ihr Kind, mit zunehmender Körpergröße verringert sich das Risiko. Doch muß auch das wiederum im Zusammenhang mit der Schichtenzugehörigkeit gesehen werden, denn Frauen aus höheren sozialen Schichten sind in ihrer Kindheit gewöhnlich dementsprechend ernährt worden und sind unter günstigen gesellschaftlichen Bedingungen aufgewachsen, so daß sie ihre optimale Körpergröße erreichen konnten. In den Kliniken wird eine Frau gewöhnlich als klein eingestuft, wenn sie nicht größer als 1,52 Meter ist. Wenn bei einer kleinen Frau die Schwangerschaft komplikationslos verläuft und sich der Kopf des Kindes vor der Geburt im Becken einstellt, besteht jedoch kein Grund, weshalb sie ihr Kind nicht zu Hause zur Welt bringen sollte.

Einige Frauen haben von ihrer erblichen Veranlagung her kurze Knochen und einen kleinen Körperwuchs. Eine Chinesin oder Inderin zum Beispiel bringt vielleicht ausgezeichnete Voraussetzungen mit, fällt aber dennoch unter die Kategorie „klein"; diese Frauen neigen auch dazu, recht kleine Babys auszutragen, deren Geburtsgewicht dann als gering gilt (unter 2,5 kg), obwohl sie in der Gebärmutter gut ernährt worden sind und die Geburtsreife erreicht haben.

Das Gewicht des Kindes bei vorangegangenen Geburten

Wenn das Gewicht des Babys bei früheren Geburten relativ hoch war, wird sich auch das nächste Kind mit großer Wahrscheinlichkeit in der Gebärmutter gut entwickeln und zum richtigen Zeitpunkt geboren werden. Wenn jedoch das Geburtsgewicht des Kindes bei der letzten Geburt gering war, können die gleichen Faktoren auch dieses Mal bedingen, daß ein Kind zur Welt kommt, das nicht so gute Voraussetzungen für seinen Lebensanfang mitbringt und einer Intensivbehandlung bedarf. (Das trifft natürlich nicht zu, wenn die letzte Geburt eine Zwillingsgeburt war.) Bei zwei Dritteln der Fälle von Säuglingssterblichkeit handelt es sich um Babys, die 2,5 Kilo oder weniger wiegen. Das Geburtsgewicht ist der größte Einzelfaktor bei der Säuglingssterblichkeit.[2] Die meisten dieser Babys sind Frühgeburten, doch ein Drittel der untergewichtigen Babys kommt wahrscheinlich zum richtigen Zeitpunkt zur Welt, ist aber in der Gebärmutter nicht zufriedenstellend herangewachsen. Wenn das Geburtsgewicht des Kindes bei der letzten Geburt 2,5 Kilo oder weniger betragen hat, ist eine Klinik mit einer *Intensivstation für Säuglinge* und nicht das eigene Zuhause der geeignete Ort für die Geburt. Aus dem gleichen Grund spricht auch sehr viel dafür, zur Geburt in die Klinik zu gehen, wenn bei einer Frau, die eine Hausgeburt plant, die Geburt drei Wochen vor dem errechneten Geburtstermin oder früher beginnt.

Der Verlauf der vorangegangenen Geburten

Eine Frau, die beim letzten Kind eine schwierige Geburt hatte, muß wahrscheinlich wieder damit rechnen. Wenn sie auf der anderen Seite beim letzten Mal in der Klinik war, können auch Faktoren im Zusammenhang mit der Klinikgeburt und geburtshelferischen Eingriffen, zum Beispiel eine Einleitung oder wehenverstärkende Mittel oder schmerzstillende Medikamente, eine Rolle gespielt haben, die dann ihrerseits zu Komplikationen bei der Geburt beigetragen oder sie sogar hervorgerufen haben. Durch eine Epiduralanästhesie etwa erhöht sich die Wahrscheinlichkeit erheblich, daß eine Zangengeburt notwendig wird. Bei einer Untersuchung von Frauen, die einer Epiduralanästhesie zugestimmt hatten, ergab sich, daß die Wahrscheinlichkeit einer Zangengeburt fünfmal so groß war wie normalerweise.[3] Es sollte also nicht automatisch davon ausgegangen werden, daß eine vorhergegangene Zangengeburt beim nächsten Kind eine Klinikgeburt unbedingt notwendig macht.

Wenn die vorhergegangene Geburt gut verlaufen ist, so ist das ein gutes Zeichen dafür, daß die nächste Geburt gut verlaufen wird oder sogar besser vonstatten geht, da eine zweite Geburt meist leichter und schneller ist.

Frühere Schwierigkeiten bei der Austreibungsphase

Starke Blutungen unmittelbar nach der Geburt und die Notwendigkeit einer manuellen Lösung der Plazenta mit Narkose nach einer früheren Geburt lassen darauf schließen, daß bei einer weiteren Geburt das gleiche Problem wieder auftauchen wird. Gewöhnlich ist eine Hausgeburt nicht ratsam, wenn es dazu gekommen ist. Es gibt jedoch einige Hinweise dafür, daß es bei einer Geburtseinleitung mittels Oxytozintropf häufiger dazu kommt, daß sich die Plazenta nicht löst und eine manuelle Lösung der Plazenta notwendig wird. Eine Frau, bei der die vorherige Geburt eingeleitet wurde und bei der andere Eingriffe vorgenommen wurden, deren Notwendigkeit in Frage gestellt werden kann, überlegt sich aber vielleicht, ob die gleichen Abweichungen vom normalen Verlauf nicht eher zu erwarten sind, wenn sie wieder in dieselbe Klinik geht und mit Hilfe von hochtechnisierten Geräten betreut wird, als wenn sie zu Hause bleibt und ihr Kind so natürlich wie möglich zur Welt bringt. Doch wenn sie sich für eine Hausgeburt entscheidet, ist es unbedingt notwendig, daß ein Klinomobil für Geburtshilfe in 30 Minuten bei ihr sein kann oder sie innerhalb dieser Zeit in eine gut ausgerüstete Geburtshilfestation eingeliefert werden kann.

Von den Autoren der Untersuchung *British Births 1970 Survey*[4] ist eine vorgeburtliche Bewertungsskala erarbeitet worden, in der biologische und soziale Faktoren enthalten sind. Sie empfehlen, daß jede Frau die vier und mehr Punkte hat, zur Entbindung in eine Klinik gehen sollte.

Tabelle 2: Vorgeburtliche Bewertung von Risiken

	Punktzahl zur Bewertung des Risikofaktors
Alter der Mutter	
20–29	0
unter 20 und 30–34	1
35 und älter	2

	Punktzahl zur Bewertung des Risikofaktors
Anzahl der bisherigen Geburten	
1 und 2	0
0 und 3	1
4 und mehr	2
Schichtenzugehörigkeit	
I und II	0
III	1
IV, V und arbeitslos	2
Alleinstehende Mütter (in keiner Partnerbeziehung lebend, getrennt lebend, geschieden und verwitwet)	2
*Frühere Geburtsvorkommnisse**	
Totgeburt	4
Tod des Kindes in den ersten drei Wochen	4
Fehlgeburt	4
Kaiserschnitt	4
Verlauf früherer Geburten	
Starke Blutungen unmittelbar vor der Geburt	2
Starke Nachgeburtsblutungen	4
Vorzeitige Geburt nach 36 Wochen oder früher	2
Geringes Geburtsgewicht des Kindes von 2,5 Kilo oder weniger	2
Krankheitsgeschichte oder gegenwärtiger Gesundheitszustand	
Herzkrankheiten	4
Chronische Erkrankungen der Atemwege	4
Chronische Nierenkrankheiten	4
Hormonstörungen	4
Hoher Blutdruck (140/90 und höher vor der 20. Schwangerschaftswoche)	4
Diabetes	4
Größe unter 1,57	1
Zigarettenkonsum von fünf und mehr Stück pro Tag	1

* Der Ausdruck *obstetric performance*, hier mit Geburtsvorkommnisse übersetzt, stammt von den Geburtshelfern, nicht von der Autorin

Weitere Überlegungen zur Hausgeburt: Schwierigkeiten, die während der Schwangerschaft auftauchen können

Schwangerschaftsvergiftung

Durch eine Schwangerschaftsvergiftung oder Toxikose (auch als Gestose bezeichnet, wovon die Präeklampsie eine Form ist, die im letzten Drittel der Schwangerschaft als Vorstadium der Eklampsie auftritt), als deren erstes Anzeichen das Ansteigen des diastolischen Blutdrucks auf 90 oder höher gilt, kann das Wachstum des Babys in der Gebärmutter verringert werden. Jede vierte werdende Mutter hat irgendwann in ihrer Schwangerschaft einen zu hohen Blutdruck. Wenn man es zu einer schweren Schwangerschaftsvergiftung kommen läßt, kann das zum Stadium der Eklampsie führen. In einem solchen Zustand bekommt die Frau Krämpfe, er ist lebensgefährlich. Deshalb wird in der Schwangerschaft der Blutdruck gemessen, und es werden Urinuntersuchungen durchgeführt, um festzustellen, ob Eiweiß im Urin ist.

Aus einer Analyse des Geburtenüberblicks *Births Survey* von 1970 geht hervor, daß hoher Blutdruck allein oder in Verbindung mit einer leichten Schwangerschaftsvergiftung nicht mit einer Frühgeburt oder dem Tod des Babys bei der Geburt oder kurz danach in Zusammenhang steht. Eine leichte Schwangerschaftsvergiftung und ein gestiegener Blutdruck sind keineswegs gefährlich. Klinische Untersuchungen zeigen jedoch, daß es bei einer *schweren* Präeklampsie (bei einem diastolischen Blutdruck von über 109) zu einer verzögerten Atmung kommen und dieser Zustand zum Tod des Babys führen kann. Dennoch haben 1970 59 Frauen mit einer schweren Schwangerschaftsvergiftung ihr Kind zu Hause zur Welt gebracht, und alle Babys wurden lebend geboren, 69 Frauen brachten ihr Baby in Allgemeinarztabteilungen zur Welt, wo die Sterblichkeitsrate 29 Prozent betrug, 669 gebaren ihr Kind in Facharztabteilungen, wo 33 Babys (fünf Prozent) starben. Obwohl die Autoren von *Bri-*

tish Births 1970 zu der einfachen Feststellung gelangen, daß „es wahrscheinlich ein Zufall ist, daß keines der Kinder von Mütter mit einer schweren Präeklampsie bei der Hausgeburt starb" und dann mit der Empfehlung fortfahren, alle Frauen mit hohem Blutdruck sollten ihre Kinder in Facharztabteilungen zur Welt bringen, wird ihre Argumentation von dem Material, das sie anführen, nicht bestätigt und legt im Grunde den Schluß nahe, daß es mit größeren Gefahren verbunden ist, ein Baby in einer Facharztabteilung als bei sich zu Hause zur Welt zu bringen.

Wenn es bei einer Frau zu einer schweren Schwangerschaftsvergiftung kommt, wird ihr Arzt ihr wahrscheinlich raten, in die Klinik zu gehen, damit sie dort Bettruhe genießen und Beruhigungsmittel bekommen kann, und wenn der Fötus nur langsam oder gar nicht mehr wächst, wird er sie dort sorgfältig beobachten, bis der richtige Moment gekommen ist, um die Geburt einzuleiten. Weil das Baby vielleicht eine Frühgeburt und/oder sehr klein im Verhältnis zur Schwangerschaftsdauer ist, sollte es in einer Klinik zur Welt kommen, in der sofort ein Kinderarzt in Bereitschaft ist, falls er gebraucht wird.

Hoher Blutdruck ohne andere Symptome

Manchmal steigt der Blutdruck etwa nach der 28. Schwangerschaftwoche an, um dann gleich darauf wieder niedriger zu werden. Die Frau kann unter Umständen selbst dafür sorgen, daß ihr Blutdruck sich wieder stabilisiert, indem sie sich entspannt und ausruht und sich möglichst keinerlei Aufregungen aussetzt. Es gibt nur wenige wissenschaftliche Erkenntnisse, die für die Verordnung von Beruhigungsmitteln und Bettruhe sprechen, wenn eine Frau lediglich einen hohen Blutdruck hat, aber kein Albumin (Eiweiß) im Urin der Mutter festgestellt werden konnte, und dieser Zustand ist kein hinreichender Anlaß für die Einlieferung in eine Klinik. Eine Untersuchung[5] von Frauen, die in vier Behandlungsgruppen unterteilt wurden – in eine Gruppe, die in der Klinik im Bett lag und Beruhigungsmittel bekam, eine Gruppe, die ohne Beruhigungsmittel in der Klinik das Bett hütete, eine Gruppe, die daheim ihren gewohnten Tätigkeiten nachging und Beruhigungsmittel nahm und in eine Gruppe, die ohne Beruhigungsmittel daheim ihren gewohnten Tätigkeiten nachging –, ergab folgendes: Die Babys der Frauen aus allen vier Gruppen hatten etwa das gleiche Gewicht, und es zeigte sich kein auffälliger Unterschied im Befund. Es gibt also keinen Grund, weshalb Frauen, die lediglich einen erhöhten Blutdruck haben, ihr Kind nicht zu Hause zur Welt bringen sollten.

Je früher sich allerdings während der Schwangerschaft Symptome für eine Gestose zeigten, desto unwahrscheinlicher ist es, daß sich ein so guter Gesundheitszustand der Mutter aufrechterhalten läßt, daß eine Hausgeburt mit nur geringem Risiko verbunden wäre.

Andere Schwierigkeiten

Bei einer *Anämie* ist eine Hausgeburt nicht angezeigt, weil jeder Blutverlust für die Mutter gefährlich werden könnte. Es ist wichtig, daß der Hämoglobingehalt im Blut untersucht wird und daß die Frau zusätzlich Eisen- und Folsäurepräparate einnimmt, wenn er 12,6 Grammprozent unterscheitet. Wenn der Hämoglobingehalt (Hb im Mutterpaß) trotzdem unter diesem Wert bleibt, sollte die Frau zur Geburt in die Klinik gehen.

Bei einer *Steißlage* kommt das Baby in der Klinik sicherer zur Welt, denn es kann unter Umständen zu Atemschwierigkeiten kommen. Zehn von 100 Steißgeburten brauchen länger, bis sie den ersten Atemzug machen, im Vergleich dazu sind es nur zwei von 100 bei Babys, die mit dem Kopf voran geboren werden. Viele dieser Steißgeburten kommen auch zu früh zur Welt; weil sie vielleicht nicht voll ausgetragen sind, sollte also eine Intensivstation vorhanden sein.

Bestehen Anzeichen dafür, daß *das Baby in der Gebärmutter nicht ausreichend ernährt* wird, ist ebenfalls eine Klinikgeburt angeraten. Eine Frau, die bei den Vorsorgeuntersuchungen in einer großen Klinik beinahe jedesmal einen anderen Arzt antrifft, braucht sich jedoch keine Sorgen wegen der Kommentare hinsichtlich ihrer Fundushöhe zu machen. Das ist die übliche Methode zur Beurteilung der Gebärmuttergröße, doch ist sie nicht sehr genau, besonders dann nicht, wenn die Frau jedesmal von einem anderen Arzt untersucht wird. In einem Geburtsvorbereitungskurs mit 16 Frauen erfuhr ich, daß fünf dieser Frauen, die ihre Babys in vier verschiedenen Londoner Kliniken zur Welt brachten, vorher darauf hingewiesen worden waren, daß ihre Babys „klein" seien. Alle fünf brachten Kinder zur Welt, die mit ihrem Gewicht innerhalb der Norm waren. In welchem Maß die Gebärmutter zunimmt ist sehr viel wichtiger als die Höhe des Fundus in bezug auf den Nabel der Mutter.

Wenn *die Schwangere mehr als zehn Stunden keine Kindsbewegungen gespürt hat* oder wenn sie sich sonst Sorgen über die Häufigkeit und Stärke der Bewegungen ihres Kindes macht, sollte sie ihren Arzt oder die Klinik aufsuchen und sich untersuchen lassen. Wenn sich das Baby gesenkt hat, sind die Bewegungen in ihrer Art gewöhnlich ganz anders. Anstatt der Bewegungen des ganzen Körpers, die eine Frau etwa von der 28 bis zur 38 Woche verspürt, stellt sie jetzt nur Bewegungen des schiebenden Kopfes und der Hände, Füße, Ellenbogen und Knie fest. Selbst diese Bewegungen können manchmal ausgesprochen heftig sein. Doch wenn der Kopf des Babys tief im Becken eingestellt ist, kann es nicht mehr so leicht mit seinem ganzen Körper Sprünge und Wendungen wie ein Delphin machen, wie das vorher der Fall war. Ein kräftiges Baby bewegt jedoch weiterhin seine Gliedmaßen, sofern es nicht schläft. Jede Veränderung in der Art der Kindsbewegungen sollte beachtet und dem Arzt mitgeteilt werden. Das kann jede Frau für sich selber machen. Wenn es einem Baby nicht gut geht, hört es auf, sich zu bewegen, und die Geburt sollte dann auf jeden Fall in der Klinik stattfinden, wo das Baby nach der Geburt in einer Intensivstation behandelt werden kann.

Wenn nach dem dritten bis vierten Schwangerschaftsmonat Blutungen auftreten, sollte immer der Arzt informiert werden. Es kann sich dabei um leichte Schmierblutungen des Muttermundes handeln, wenn er gegen Ende der Schwangerschaft verstreicht und sich öffnet. Manchmal jedoch ist es auch ein Hinweis darauf, daß die Plazenta sich neben oder vor dem Kopf des Kindes befindet, daß die Frau eine *Plazenta prävia* hat. Wenn dieser Verdacht vorliegt, muß die Frau zur Geburt in die Klinik gehen. Die Diagnose kann mit Hilfe von Ultraschall gestellt werden, doch eine Untersuchung zu Beginn der Schwangerschaft ergibt manchmal als Befund eine tiefliegende Plazenta, obwohl sich dieser Verdacht dann später nicht bestätigt.

Wenn *der Termin um zwei Wochen überschritten* ist und die Frau sich ihres Empfängnis- und Geburtszeitpunkts sicher ist, muß sie ihre Pläne für eine Hausgeburt möglicherweise ändern. Ungefähr 32 von 100 Frauen überschreiten den Geburtstermin. Die meisten Frauen werden unruhig, wenn der Geburtstermin erreicht ist und nichts passiert. Auch die Ärzte reagieren mit Bedenken, wenn der Geburtstermin überschritten ist, und zwar wegen des statistischen Zusammenhangs zwischen einer Übertragung (42 Wochen oder länger vom ersten Tag der letzten Periode an gerechnet) und der Säuglingssterblichkeit, auf die in zahlreichen Untersuchungen hingewiesen worden ist.

Aus dem Geburtenüberblick *British Births Survey* des Jahres 1970[6] geht jedoch hervor, daß die Geburt aller Wahrscheinlichkeit nach normal verlaufen wird. Es ist sogar so, daß es bei Frauen, die den Geburtstermin überschritten hatten, weniger häufig zu operativen Entbindungen kam als bei anderen Frauen. Außerdem ergab sich, daß nur acht von 1000 Babys, die in der 41. und 42. Woche, und 18, die in der 43. Woche und später zur Welt kamen, starben. Diese Ergebnisse sind niedriger als das Gesamtergebnis des Überblicks von 23 pro 1000.

Manchmal können die Geburtswehen durch hingebungsvollen Geschlechtsverkehr, der zum Orgasmus führt, ausgelöst werden, wenn der Zeitpunkt der Geburt herangekommen ist. Durch Alkohol wird die Tätigkeit der Gebärmutter bis zu einem gewissen Grad gehemmt, viel Liebe und Abstinenz bei alkoholischen Getränken können also ein gutes Rezept sein, die Geburt auf natürliche Weise auszulösen.

Wie läßt sich feststellen, daß alles in Ordnung ist?

Gehen Sie regelmäßig zu den Vorsorgeuntersuchungen, damit Blutdruck, der Urin usw. untersucht werden können. Sprechen Sie mit ihrem Arzt über die Ergebnisse. Bitten Sie um eine Erklärung der Eintragungen in Ihrem Mutterpaß. Untersuchungen, ob das Baby eine Spina bifida oder andere Fehlentwicklungen des Neuralrohrs hat, können zwischen der 16. und der 18. Woche mittels eines Bluttests durchgeführt werden.

Machen Sie sich mit den Bewegungen Ihres Kindes vertraut und achten Sie darauf, wann und wo Sie die stärksten Bewegungen spüren. Machen Sie sich über alle ausgeprägten Veränderungen Woche für Woche Notizen.

Achten Sie darauf, daß eine Blasenentzündung sofort behandelt wird, denn gefährliche Bakterien können eine der Ursachen für eine Niereninfektion in der Schwangerschaft und eine vorzeitige Geburt sein. Einfache Teststäbchen (Stix), um diese Urinuntersuchung zu Hause selber durchzuführen, sind in der Apotheke erhältlich. Nehmen Sie sich beim Wasserlassen genügend Zeit, um die Blase wirklich zu entleeren und verändern Sie dabei Ihre Haltung, damit kein Urin wegen der Position des kindlichen Kopfes zurückgehalten wird.

Wenn der Bauchumfang bei den Vorsorgeuntersuchungen nicht gemessen wird, können Sie das Wachstum der Gebärmutter selbst feststellen, indem Sie etwa alle zwei Wochen in Höhe des Nabels ein Maßband anlegen. Es sollte sich immer ein zunehmender Umfang ergeben, das ist ein sicheres Zeichen, daß das Baby wächst, vorausgesetzt, daß sich bei Ihnen nicht übermäßig viel Fruchtwasser bildet.

Ein weiteres Anzeichen für eine normale Geburt besteht darin, daß sich das Baby zum Geburtstermin hin senkt (oft schon einige Wochen vorher, doch manchmal auch erst nach Einsetzen der Geburtswehen). Dabei stellt sich der Kopf wie ein Ei im Eierbecher tief im Becken ein. Das, was sich am Bauch ertasten läßt, ist der Rumpf des Babys und der Po, der Kopf befindet sich unterhalb des Schambeins. Durch das Senken verändert sich die Form des Bauches im Profil, was Ihrem Partner vielleicht sogleich auffällt; die Wölbung sitzt jetzt tiefer. Wenn Sie kurzatmig waren, zum Beispiel beim Treppensteigen, ist diese Atemnot jetzt überstanden. Auf der anderen Seite ist es normal, daß Sie Ihre Blase jetzt sehr oft entleeren müssen, weil der Kopf des Babys darauf drückt. Eine häufige, mühelose Stuhlentleerung kann ein Zeichen dafür sein, daß der Kopf des Babys auch gegen den Mastdarm drückt. Die Bewegungen des kindlichen Kopfes gegen die Beckenbodenmuskulatur können in der Scheide Empfindungen wie bei einem leichten elektrischen Schlag hervorrufen. Das ist ein sicheres Zeichen dafür, daß der Kopf schon sehr tief sitzt.

Wenn bei einer Frau das Baby nicht im Becken eingestellt ist, während sie auf dem Untersuchungsbett liegt, spürt sie aber wahrscheinlich, wie der Kopf ins Becken gleitet, wenn sie aufsteht.

Eine Frau, die ihr Kind zu Hause zur Welt bringen möchte, sollte sich darum kümmern, daß ihr eine fähige und erfahrene Hebamme und auch ein Arzt zur Seite stehen, am günstigsten Geburtshelfer, die Erfahrungen mit Hausgeburten haben. Das wird in Großbritannien und auch in der BRD heute immer schwieriger, denn es gibt immer weniger Ärzte und Hebammen, die zu Hausgeburten kommen, so daß bestimmte Fertigkeiten in Vergessenheit geraten oder niemals erworben werden. Das ist ein verständlicher Grund, weshalb ein Arzt nur ungern zusagt, zu einer Geburt ins Haus zu kommen. Eine Möglichkeit, wie dieses Problem vielleicht umgangen werden kann, besteht darin, sich zu vergewissern, daß die Klinik zur Unterstützung bereitsteht, falls das notwendig werden sollte, und daß die Hebamme oder der Arzt sich mit einem der Geburtshelfer in der Klinik in Verbindung setzen können, wenn sie von dort Hilfe brauchen, der auch bereit ist, ins Haus zu kommen. In Großbritannien sind einige an einer Klinik tätigen Geburtshelfer dazu bereit, wenn das vorher abgesprochen wird. Meist läßt sich das mit Hilfe einer niedergelassenen Hebamme bewerkstelligen, die im allgemeinen weiß, welcher Geburtshelfer angesprochen werden könnte. Ein Arzt, der Vorbehalte hat, zu einer Hausgeburt zu kommen, fühlt sich möglicherweise wohler, wenn er weiß, daß er diese Rückendeckung hat, oder er zieht es vor, die Geburt der Hebamme zu überlassen, die dann den Klinikarzt hinzuzieht, falls das notwendig werden sollte.

Ein wichtiges Element der Sicherheit ist gute Vorsorge. Eine Frau, die vorhat, ihr Kind zu Hause zur Welt zu bringen, sollte sich von dem Zeitpunkt an, wenn das zweite Mal ihre Regelblutung ausgeblieben ist, wenn nicht schon früher, regelmäßig untersuchen lassen. In den letzten Wochen sollte sie wöchentlich zur Vorsorgeuntersuchung gehen. Ihr Blutdruck, ihr Urinbefund, ihr Gewicht und gegebenenfalls auch ihr Bauchumfang sollten schriftlich festgehalten werden, die kindlichen Herztöne abgehört und der Bauch abgetastet werden, um die Lage des Babys festzustellen und herauszufinden, ob es sich schon gesenkt hat oder noch nicht. Sie sollte Gelegenheit haben, über die Kindsbewegungen zu reden und sich auch über Probleme und Ängste auszusprechen.

Notsituationen während der Geburt und danach

In Geburtshilfelehrbüchern wird eine lange Liste von Dingen aufgezählt, die während der Geburt und danach passieren können. Ärzte und Hebammen müssen sich zwar auch damit auskennen, aber für eine Schwangere kann es nur schädlich sein, wenn sie mit einem Gefühl von möglichen anomalen Zwischenfällen in die Geburtswehen hineingeht. Würde ein Seemann seine Zeit damit verbringen, alles über Schiffbrüche und Katastrophen zu lesen, dann könnte er wahrscheinlich niemals genug Mut fassen, um in See zu stechen.

Ein guter Gesundheitszustand, gesunder Menschenverstand, Ruhe und sorgfältige, aufmerksame Helfer können eine Menge dazu beitragen, Komplikationen zu vermeiden. Sie können sie allerdings nicht völlig ausschließen. Es bleiben drei verschiedene Notsituationen, die gelegentlich ohne vorherige Warnzeichen eintreten, und die alle bei Hausgeburten sehr viel seltener auftreten als in der Klinik. Es ist sehr unwahrscheinlich, daß es nach einer normal verlaufenden Schwangerschaft, einem normalen Geburtsverlauf und einer normalen Entbindung dazu kommt. Doch die Frau sollte sich dieser Notsituationen bewußt sein. Es handelt sich dabei um den Nabelschnurvorfall, um ein Ausbleiben der Atmung beim Baby nach der Geburt und um heftige Blutungen bei der Mutter.

Wenn man es ermöglicht, daß die Schwerkraft das Baby beim Passieren des Geburtskanals unterstützt, indem man auf den Beinen bleibt und umhergeht, kann ein Vorfall der Nabelschnur fast immer vermieden werden. Zum Nabelschnurvorfall kommt es, wenn der Kopf des Babys oder der vorangehende Teil den Muttermund nicht ausfüllt, so daß ein Zwischenraum bleibt, durch den eine Schlinge der Nabelschnur hindurchgleiten kann. Wenn das passiert, rutscht die Nabelschnur nach unten und hängt wie die Windung eines gallertartigen, gekordelten Schlauches in die Scheide hinein. Das Baby muß dann sehr schnell durch einen Kaiserschnitt entbunden werden. Manchmal kann erreicht werden, daß das Blut weiterhin für kurze Zeit durch die Nabelschnur pulsiert, indem die Mutter in den Vierfüßlerstand geht, das Gesäß hochstreckt und den Kopf und die Unterarme möglichst tief nach unten beugt. Sie sollte sofort in die Klinik gebracht werden, und jemand sollte in der Zwischenzeit dort anrufen, um die Situation zu beschreiben. Es ist sehr unwahrscheinlich, daß dieser Notfall eintritt, wenn der Kopf vor oder bei Geburtsbeginn ins Becken eingetreten ist, doch in ungefähr einer von 2000 Geburten kommt es dazu, auch wenn die Geburt offenbar normal verläuft. Auch dieser seltene Fall kann aber durch eine aufrechte Haltung und größere Bewegungsfreiheit im Anfangsstadium der Geburt verhindert werden.

Wenn ein Baby bei der Geburt nicht atmet, hat es sich während der Geburt in jedem Fall in einer schwierigen Situation befunden. Das passiert niemals aus heiterem Himmel. Die kindlichen Herztöne sollten während der Wehen regelmäßig überprüft werden, damit man über den Zustand des Babys Bescheid weiß. Wenn die Geburt nicht unmittelbar bevorsteht, dann sollte eine Frau, bei deren Kind die Herztöne schlecht sind, in die Klinik gebracht werden. Einige Babys brauchen Unterstützung, damit sie ihren ersten Atemzug tun. Dazu werden die Atemwege, in denen sich möglicherweise Schleim befindet, gereinigt. Die einfachste Methode besteht darin, das Baby auf den Bauch zu legen oder so zu halten, daß der Kopf sich auf einer niedrigeren Ebene als das Gesäß befindet. Dann fließt der Schleim durch die Schwerkraft ab. Das Baby schnorchelt und niest und trägt so dazu bei, daß seine Atemwege frei werden.

In der Klinik werden fast alle Babys mit einem Absaugröhrchen abgesaugt, das „für alle Fälle“ in den Mund eingeführt wird. Manche halten das für einen unnötigen Übergriff auf ein Baby, das bereits friedlich atmet, und werten es als weiteres Beispiel eines medizinischen Eingriffs, der inzwischen als selbstverständlicher Bestandteil des normalen Geburtsablaufs akzeptiert wird. Selbst diejenigen, die eine Hausgeburt vorhaben, halten es manchmal für notwendig, ein Absauggerät zur Verfügung zu haben, und es gehört zu den Gegenständen, die die *Association for Childbirth at Home* bei der Vorbereitung auf eine Hausgeburt empfiehlt. Das ist jedoch nicht nur unnötig, bei routinemäßiger Anwendung kann sogar Schaden damit angerichtet werden. Dr. Donald Garrows sagte mir in einem persönlichen Gespräch: „Einem Baby einen Katheder in den Schlund zu stecken ist sehr schlecht. Wird er dem Baby in den Mund oder in die Nase geschoben, so bewirkt das überhaupt nichts zur Unterstützung seiner Atmung. Schleimabsauggeräte sollten als gefährliche Instrumente verboten werden."

Die althergebrachte Vorstellung, daß Babys einen Klaps auf den Hintern brauchen, ist falsch. Ein Baby, das eine traumatische Geburt hatte, braucht nicht noch weitere Schocks. Die meisten der Babys, die bei der Geburt benommen sind oder nicht gleich atmen, haben hohe Dosen von Schmerz- oder Betäubungsmitteln aus dem Blutkreislauf ihrer Mutter bekommen. Bei einem Neugeborenen, das nicht unter Medikamenteneinwirkung steht, sind Atemschwierigkeiten selten. Respiratorische Hemmungen nach einer Hausgeburt sind unwahrscheinlich, weil Medikamente in so hohen Dosen nicht verabreicht werden.

Babys, deren Mütter vier bis fünf Stunden vor der Entbindung Dolantin bekommen haben, brauchen vielleicht etwas Unterstützung bei der Atmung, weil sie keine Zeit hatten, um die Medikamente abzubauen und deshalb noch unter ihrer Einwirkung stehen.[7] Bei einer Hausgeburt sollte die Anwendung schmerzstillender Mittel möglichst gering gehalten werden.

Solange die Nabelschnur noch pulsiert, wird das Baby aus dem Blutkreislauf der Mutter mit Sauerstoff versorgt, und es besteht keine Veranlassung, etwas wegen seiner Atmung zu unternehmen. Normalerweise pulsiert die Nabelschnur etwa zwei Minuten lang, und solange sie noch pulsiert, sollte sie nicht abgeklemmt oder durchtrennt werden, ehe das Baby eine gute Atmung zeigt. Wenn sich das Baby tiefer als die Plazenta befindet (die noch in der Gebärmutter ist), bis die Nabelschnur auspulsiert hat, kann der ganze vorhandene Sauerstoff und das zur Verfügung stehende Blut zum Neugeborenen fließen. Bis das Baby unabhängig atmet, ist es also wahrscheinlich am besten, wenn es auf den Schenkeln der Mutter liegt.

Bei Klinikgeburten haben fünfmal soviele Babys Atemschwierigkeiten wie bei Hausgeburten.[8] Das legt den Schluß nahe, daß entweder bei Hausgeburten eine gute Selbstselektion stattfindet, oder daß es in der Klinik durch Maßnahmen, die dort üblich sind, wie zum Beispiel die Einleitung und Beschleunigung der Geburt und die Verwendung von Schmerz- und Betäubungsmitteln, bei einigen Babys zu Atemschwierigkeiten kommt.[9] Wahrscheinlich ist es auf eine Kombination dieser Faktoren zurückzuführen, daß Babys, die zu Hause zur Welt kommen, eher atmen.

Von ,,Atemnot" spricht man, wenn es länger als drei Minuten dauert, bis das Baby seinen ersten Atemzug macht. Einige Hebammen in England haben jetzt einen Apparat zur Wiederbelebung in Form eines Penlon-Beutels[10] bei sich für den Fall, daß ein Baby lange braucht, bis es atmet. Dieses Beatmungsgerät sollte aber nicht angewendet werden, wenn im Fruchtwasser Mekonium, der erste Stuhl des Babys vorhanden ist, denn es wäre möglich, daß das Baby etwas davon eingeatmet hat, und das würde dann in die Lungen gedrückt. Dieses Gerät ermöglicht ein Freimachen der Atemwege und besitzt auch eine Gesichtsmaske, über die dem Baby Sauerstoff zugeführt werden kann. Es ist eine Sicherungsvorrichtung eingebaut, so daß die Lungen nicht mit zuviel Luft gefüllt werden können, und es kann eine Atemfrequenz von bis zu 60 Atemzügen pro Minute erreicht werden. Auch billigere Ausführungen zum einmaligen Gebrauch sind erhältlich.

Es gibt auch eine sehr leichte Mini-Sauerstoffflasche, die einen Sauerstoffvorrat für 20 Minuten enthält und entweder für die Mutter oder das Kind verwendet werden kann. Nach Gebrauch wird sie vom Laboratorium wieder aufgefüllt. Eine weitere, drastischere Maßnahme, das Baby zum Atmen zu bringen, besteht darin, zwischen den Stimmbändern einen Schlauch einzuführen und Sauerstoff zu geben. Diese Intubation sollte nur von einem Kinderarzt gemacht werden, der mit diesem schwierigen Vorgang Erfahrung hat. Das bedeutet, daß Babys, bei denen mit Atemschwierigkeiten zu rechnen ist, auf jeden Fall in der Klinik geboren werden sollten und daß bei der Geburt ein Kinderarzt dabei sein sollte. Wenn ein Baby nach mehr als zehn Minuten noch nicht atmet und große Anstrengungen bei der Wiederbelebung notwendig sind, dann wird es meiner Meinung nach besser tot geboren als mit Gehirnschädigungen zu überleben. Es ist auf jeden Fall wichtig, daß Eltern, die sich für eine Hausgeburt entscheiden, sich über diese seltene Möglichkeit vorher Gedanken machen und ihre eigene Einstellung dazu durchsprechen.

Die dritte Notsituation tritt auf, wenn sich die Plazenta im Anschluß an die Geburt nicht völlig ablöst, so daß es zu Blutungen aus den Hohlräumen kommt, in denen sich die „Wurzeln“ der Plazenta befunden haben. Sobald sich die Gebärmutter kräftig zusammenziehen kann, schließen sie sich automatisch. Eine Maßnahme zur Behandlung besteht darin, den Uterus zum Kontrahieren zu bringen. Deshalb hat die Hebamme Oxytozin oder Syntozinon bei sich, das normalerweise mit einer Spritze gegeben wird, nachdem das Baby geboren ist. Eine Alternative, um Gebärmutterkontraktionen hervorzurufen, ist es, das Baby an die Brust zu legen; das Baby, das die Brustwarze stimuliert, regt die Gebärmutter zu Kontraktionen an. Wenn das Baby nicht saugen mag, können die Brustwarzen mit der Hand stimuliert werden. Auch kann die Mutter ihre Gebärmutter zum Zusammenziehen anregen, indem sie sie sanft mit der Hand massiert. Sie selbst wird sich keine Schmerzen zufügen, deshalb ist es besser, daß sie selbst anstatt eines unerfahrenen Helfers das macht. Solange nur eine geringe Blutung auftritt, stellt eine lange Nachgeburtsphase von einer oder zwei Stunden keine Gefahr dar. Eine schnelle Nachgeburtsphase von fünf oder zehn Minuten, wie sie oft bei Klinikgeburten erwartet wird, ist bei einer Hausgeburt nicht erforderlich; sie ist ein Ergebnis der Organisation in einer Klinik. Doch es sollte ständig jemand den Blutverlust überwachen. Der normale Blutverlust in der Nachgeburtsperiode beträgt etwa 0,3 Liter. Da das Blut mit Fruchtwasser vermischt ist, läßt sich das nicht so genau messen, doch sollte das Blut in einer Schüssel oder in einer Nierenschale aufgefangen werden, damit die Menge ungefähr geschätzt werden kann.

Wenn starke Blutungen auftreten und die Plazenta noch nicht geboren ist, muß medizinische Hilfe herbeigeholt werden. Bis dahin sollte eine mit Eiswasser gefüllte Wärmflasche oder ein Päckchen mit Tiefgefrorenem auf den Bauch der Frau gelegt werden. Es kann sein, daß eine Bluttransfusion (die Blutgruppe der Mutter sollte immer vorher bekannt sein) und eine manuelle Lösung der Plazenta nötig sind. Das wird unter Narkose durchgeführt und geschieht am besten daheim; am günstigsten ist es, wenn die Frau nicht transportiert wird. In Großbritannien stehen für solche Notfälle für Geburtshilfe ausgerüstete Klinomobile bereit. Leider ist diese Einrichtung in einigen Gegenden wieder aufgegeben worden. Das stellt einen Rückschritt dar, der bereits zur Folge hatte, daß eine Frau gestorben ist, die auf jeden Fall hätte gerettet werden können. Solange es bei uns solche Klinomobile, in England als „Flying Squad" bezeichnet, noch nicht gibt, sollte das nächste Krankenhaus innerhalb von einer halben Stunde zu erreichen sein.

Sicherlich wird es, wenn nicht alle Geburten in einer optimalen Umgebung stattfinden, zu einigen Notsituationen kommen, und manchmal wird ein Baby sterben. Doch bei unserem gegenwärtigen Wissensstand können wir nicht genau sagen, wie diese Umgebung beschaffen sein muß. Eine Situation, die für die eine Frau und für eine bestimmte Geburt optimal ist, ist vielleicht für eine andere Frau und für eine anders verlaufende Geburt nicht das Gegebene. Zweifellos sollten komplizierte Geburten in der Klinik stattfinden, und auch Babys von „Risikoschwangeren" sollten dort geboren werden, doch wir können daraus nicht ableiten, daß alle Geburten in der Klinik stattfinden sollten und daß eine Klinikumgebung für normal und ohne Zwischenfälle verlaufende Geburten und normale, gesunde Babys das Günstigste ist.

Die Vorstellung von einer optimalen Geburtsumgebung hat nur Sinn, wenn dabei auf bestimmte Umstände und bestimmte Menschen Bezug genommen wird. Was für die eine Mutter und das eine Baby das Richtige ist, kann in einem anderen Fall ganz falsch sein. Aus dem Tatbestand, daß es für einige Kinder gut ist, wenn ihnen die Mandeln herausgenommen werden, können wir nicht den Schluß ziehen, daß allen Kindern die Mandeln herausgenommen werden sollten, obwohl so etwas vor dreißig Jahren, als die Mode der Mandeloperationen ihren Höhepunkt erreicht hatte, mehr oder weniger der Fall war. Wichtig ist eine genaue Diagnose, damit keine Mandeln entfernt werden, die besser drinnen bleiben. Wenn aber diese Menschen, die Operationen nicht wirklich nötig haben, trotzdem operiert werden, dann sind sie dabei unnötigen Risiken ausgesetzt. Als Mandeloperationen besonders häufig durchgeführt wurden, litten einige Kinder unter den schädlichen Nachwirkungen der Narkose, und es gab sogar Todesfälle, also Folgen, die sich ohne Operation nicht hätten ergeben können.

Wenn alle ungeachtet ihrer individuellen Bedürfnisse in eine medizinische Intensivbehandlung oder geburtshilfliche Intensivmaßnahmen miteinbezogen werden, dann kommt es unweigerlich zu einer Gießkannenwirkung. Wenn die leeren Plätze in Baby-Intensivstationen mit Kindern gefüllt werden, die eine solche Behandlung nicht brauchen, dann können diejenigen Kinder, bei denen sie notwendig ist, nicht soviel sorgfältige Aufmerksamkeit bekommen wie wenn wirklich nur die beobachtungs- und behandlungsbedürftigen Kinder in die Intensivstationen kämen. Wenn jede Frau bei der Geburt in einer Klinik mit hochtechnologischer Ausrüstung eine Intensivbehandlung erfährt, wobei sie von komplizierten Apparaten umgeben ist und von Ärzten betreut wird, die Experten im Umgang mit pathologischen Abläufen sind, dann kann es ebenso dazu kommen, daß die Frauen, denen diese Betreuung wirklich nützt, weniger konzentrierte Aufmerksamkeit erhalten.

Und wenn weiterhin die einzige Möglichkeit der Betreuung bei der Geburt eine hochgradig technisierte Geburtshilfe in der Klinik ist, dann kommt die natürliche Geburt in der Ausbildung der Ärzte und Hebammen nicht vor, und sie können auf diesem Gebiet keine praktischen Erfahrungen sammeln.

Hebammen und Ärztinnen neigen dazu, als werdende Mütter besonders ängstlich zu sein. Sie haben gesehen, was alles passieren kann, und gehen mit Erwartungen an die Geburt heran, bei denen Gedanken an pathologische Erscheinungen die Oberhand gewinnen. Diese Angst selbst kann sich wiederum in bestimmten Abweichungen vom normalen Geburtsverlauf – wie zum Beispiel einer Wehenschwäche (wenn die Gebärmutter nicht wirksam kontrahiert) – auswirken, wobei die ängstliche Einstellung den Körper beeinflußt.

Hebammen haben heute selten Gelegenheit, eine wirklich normale Geburt mitzuerleben. Sie eignen sich Wissen über die Pathologie und über Medikamente, über Ultraschallgeräte und Herzton-Wehenschreiber an und wissen über aktive Geburtsleitung Bescheid, doch in vielen Kliniken erfahren sie immer weniger darüber, wie sie die Frauen emotional unterstützen und wie sie ihnen über schwierige Wehenphasen hinweghelfen können, ohne auf subkutane Spritzen oder eine Epiduralanästhesie zurückzugreifen. Für eine Hebammenschülerin gibt es soviel über moderne technische Apparaturen zu lernen, daß wenig Zeit für diese offenbar nicht so wichtigen Aspekte des Hebammenberufs zu bleiben scheint. Auf jeden Fall nehmen diese in den Prüfungsarbeiten keinen sehr bedeutenden Raum ein.

In England, wo nur noch weniger als drei Prozent der Geburten zu Hause stattfinden, haben Hebammenschülerinnen in vielen Gegenden keine Gelegenheit, eine Bezirkshebamme zu begleiten und Hausgeburten zu machen; ihre Ausbildung verliert dadurch an Wert. In der BRD hat es in den letzten 20 bis 30 Jahren so gut wie keine Hausgeburten mehr gegeben. Erst in den letzten Jahren haben Frauen besonders auch im Zusammenhang mit der Frauenbewegung diese Möglichkeit für sich wiederentdeckt und noch einige, meist schon ältere Hebammen ausfindig gemacht, die gerne zu Hausgeburten kommen. Wenn Hebammenschülerinnen besonderes Interesse haben, finden sie vielleicht eine niedergelassene Hebamme, die bereit ist, sie anzulernen. Die Hebammenschülerinnen, die bei natürlichen Geburten unter optimalen Bedingungen zu Hause oder in einer dafür aufgeschlossenen Klinik dabei sein können, sind oft überrascht, daß eine Geburt so sein kann. Eine Lehrhebamme machte die Feststellung, daß ihre Schülerinnen oft erstaunt waren über die Gelassenheit und Fröhlichkeit der Frau und über die ganze Atmosphäre bei einer solchen Geburt, nachdem sie die ersten sechs Monate ihrer Ausbildung in einem modernen Kreißsaal hinter sich hatten.

Es gibt Hinweise darauf, daß die Sterblichkeitsrate sich nicht mehr weiter verringern läßt, wenn erst einmal ein bestimmter Anteil an Klinikgeburten erreicht ist (dieser notwendige Anteil wird in verschiedenen Gebieten unterschiedlich sein), also selbst dann nicht, wenn schließlich alle Mütter zur Geburt in die Klinik gingen. Diese Feststellung wurde in Cardiff gemacht, wo eine ausführliche Untersuchung über die Ergebnisse der Schwangerschafts-, Geburts- und Wochenbettbetreuung über einen Zeitraum von acht Jahren durchgeführt wurde. In diesem Zeitraum war es nicht möglich, daß Frauen ihre Babys zu Hause zur Welt brachten. Die Säuglingssterblichkeit verringerte sich in Cardiff in allen diesen Jahren nicht, obwohl inzwischen in den Kliniken komplizierte technische Apparaturen eingeführt worden waren und in anderen Teilen Großbritanniens die Sterblichkeitsrate bei Neugeborenen zurückgegangen war.[11] Es ist die Berechnung aufgestellt worden, daß etwa 40 Prozent aller Geburten mit relativer Sicherheit zu Hause stattfinden könnten, wenn die Frauen das möchten, und daß die Steigerung des Anteils der Klinikgeburten über die verbleibenden 60 Prozent hinaus keine erhöhte Sicherheit bedeutet.[12]

Da wir nicht alle Faktoren kennen, die bei verschiedenen Geburten zu einer optimalen Betreuung beitragen würden, kann es auch sein, daß sich für Frauen die fremde Umgebung als schlechter erweist als ihre eigene häusliche Umgebung, wenn sie in eine Klinik gebracht werden, obwohl das bei ihnen nicht nötig ist, und wenn die ganzen diagnostischen Geräte und technischen Apparaturen zum Einsatz kommen, um ihre Geburt „aktiv zu leiten". Mit Sicherheit sind einige Frauen, die qualvolle Geburten hatten, dieser Überzeugung: Sie glauben, daß die Geburt bei ihnen ganz anders verlaufen wäre, wenn sie ihr Kind auf ihre Weise, in ihrem eigenen Rhythmus und in einer Umgebung, in der sie sich wohl fühlten, hätten zur Welt bringen können.

Auch in dieser Hinsicht sind sorgfältige Vorsorgeuntersuchungen und eine richtige Diagnose so wichtig, denn aufgrund dieser Daten kann den Frauen geraten werden, wo sie ihr Kind am besten zur Welt bringen. Für Geburtshelfer gilt das als gute „Selektion" des Patientenguts. Ich ziehe eine Betrachtungsweise vor, bei der die Wahlmöglichkeiten im Vordergrund stehen, die den Frauen neben Informationen und Empfehlungen angeboten werden und aufgrund derer sie ihre eigenen Entscheidungen treffen können. Manchmal ist der Arzt vielleicht mit einer Patientin nicht einer Meinung. Wenn ihr Arzt meint, daß ihre Entscheidung falsch ist, dann sollte sie unbedingt eine andere Expertenmeinung einholen und sie der ersten gegenüberstellen, um dann abzuwägen. Doch schließlich und endlich ist sie diejenige, die die Entscheidung trifft.

Vergleichende Statistiken über die Sterblichkeitsrate bei Säuglingen

Vergleiche zwischen Ländern, in denen Geburten überwiegend zu Hause oder überwiegend in Kliniken stattfinden, legen den Schluß nahe, daß der Ort, an dem die Geburten stattfinden, nicht so bedeutend ist wie die sozialen Bedingungen, unter denen die Eltern leben. Das westeuropäische Land mit der größten Anzahl von Ärzten pro Kopf der Bevölkerung, Italien, hat auch die höchste Säuglingssterblichkeitsrate. Die relative Sicherheit oder das relative Risiko bei Geburten ist ein Gradmesser für Reichtum und Armut, für einen hohen Bildungsstand oder mangelhafte Schulbildung und für die anderen sozialen Unterscheidungsmerkmale, die die Besitzenden von den Besitzlosen trennen. Das geht klar aus der internationalen Statistik über die Säuglingssterblichkeit in Tabelle 3 hervor.

Beim Vergleich dieser Daten ist Vorsicht geboten, weil es in den einzelnen Ländern Unterschiede bei der statistischen Bewertung von Totgeburten gibt. Bei einigen gehen Zahlen in die Statistik ein, die bei anderen als Fehlgeburt wegfallen. In Frankreich und Italien zum Beispiel gehen Totgeburten von der 26. Woche an in die Statistik der Säuglingssterblichkeit ein, in den USA schon ab der 20. Woche. Die berichtigte Sterblichkeitsrate in den USA für 1975 (d. h. ab der 28. Woche) beträgt 17,7 – ein beträchtlicher Unterschied!

Schweden hat die niedrigste Säuglingssterblichkeitsrate in der Welt. Pro 1000 Geburten wird ein Anteil von 1,5 gehirngeschädigten Babys in Spezialeinrichtungen überwiesen, im Vergleich dazu in den USA 5,4 pro 1000. Beinahe jedes Baby wird in der Klinik geboren, und das verführt leicht dazu, die

Tabelle 3: Säuglingssterblichkeit
(einschließlich Totgeburten und Sterblichkeit in den ersten Lebenswochen)*

	Säuglingssterblichkeit pro 1000 Geburten		
	1969	1971	neuester Stand
Vereinigte Staaten	27,1		20,5 (1975)
England und Wales	23,7	21,3	17,0 (1977)
Schottland	25,6	22,7	18,3 (1977)
Nordirland	29,2	25,9	25,9 (1975)
Irland	27,0		22,0 (1974)
Schweden	16,3	12,9 (1974)	10,7 (1976)
Norwegen	20,7	16,8	13,3 (1976)
Finnland	18,9		13,9 (1974
Niederlande	19,6	16,4	13,9 (1975)
Belgien	25,1		19,5 (1975)
Frankreich	25,4		19,3 (1974)
Italien	32,4		23,8 (1974)
Bundesrepublik Deutschland	25,2	23,2	19,3 (1975)**
Schweiz	19,5	15,5	13,1 (1976)

* Die Daten wurden vom britischen Gesundheits- und Sozialministerium zur Verfügung gestellt
** Neuester Stand für die Bundesrepublik Deutschland: 14,9 (1977)

Sicherheit bei Geburten in Schweden damit zu erklären, daß 100 Prozent der Geburten in der Klinik stattfinden. Doch lassen sich aus den Daten keine *Kausalzusammenhänge* ableiten. In den Niederlanden ist die Säuglingssterblichkeitsrate ebenfalls sehr niedrig, und der Anteil der gehirngeschädigten Babys ist gleich hoch; dort kommt jedoch die Hälfte der Babys zu Hause zur Welt.

Das Hausgeburtensystem in den Niederlanden

In den Niederlanden besteht mehr und mehr ein Trend hin zu Klinikgeburten, und die Hausgeburten verringern sich pro Jahr um zwei Prozent, denn Geburtshelfer, die einen Teil ihrer Ausbildung in den USA, Großbritannien oder anderswo absolviert haben, sind von dem Einsatz der neuen Technologie bei Geburten in diesen Ländern beeindruckt. Sie meinen, daß sie mehr Babys retten können, wenn diese technischen Geräte eingesetzt werden.

Dieser Trend zur Klinikgeburt ist auch ein Kampf darum, wer für Geburten zuständig ist – die Ärzte oder die Hebammen. Die erste Hebammenschule wurde in den Niederlanden 1865 eingerichtet. Von jeher sind umfassend ausgebildete Hebammen, deren Ausbildungszeit drei Jahre im Vergleich zu einer zweijährigen Ausbildungszeit in Großbritannien beträgt, bei einer normal verlaufenden Geburt die allgemeinen Geburtshelfer. Sie entscheiden, wann und ob es nötig ist, einen Arzt hinzuzuziehen, oder ob die Frau in eine Klinik transportiert wird, wenn nicht alles komplikationslos verläuft. Hausgeburtshebammen haben eine Niederlassung, sie haben ihre eigene Praxis, in die die Frauen kommen, um ihre Schwangerschaft feststellen oder die Vorsorgeuntersuchungen durchführen zu lassen. Während der Schwangerschaft, der Geburt und der Zeit danach haben sie eine direkte Beziehung zu den Müttern. Sie können 100–200 Frauen pro Jahr betreuen. Das ist möglich, weil sie eigene Helferinnen, in der Wochenbettpflege ausgebildete Schwestern (kraamverzorgsters), zur Seite haben, die die Mutter und die Familie versorgen. Von sieben Uhr morgens bis zum Abend, wenn der Mann von der Arbeit heimkommt, stehen sie zur Verfügung und sind wichtige Mitglieder des Hauspflegeteams. Professor Kloosterman, der Professor für Geburtshilfe an der Universität von Amsterdam, ein überzeugter Fürsprecher der Hausgeburt und Mitstreiter für die Rechte der Hebammen ist, schreibt, daß die Aufgabe des Ärzte/Hebammen/Schwestern-Teams in der Klinik im Umgang mit pathologischen Erscheinungen bestehe. Das Hausgeburts- und Hauspflegeteam sei dagegen dazu da, „eine gesunde Frau während der Schwangerschaft und der Geburt zu beschützen, ihr aufmerksame Beobachtung und moralische Unterstützung zukommen zu lassen".[13]

Die Ausbildung zur Wochenbettpflegerin begann 1904. Sie dauert 15 Monate und umfaßt Hygiene, die Versorgung von Mutter und Neugeborenem, Kochen, wirtschaftliche Zusammenstellung von Mahlzeiten und Beaufsichtigung von Kleinkindern. Dieser Beruf ist in den Niederlanden sehr gefragt. Das Ansehen der jungen Schwester, die so tüchtig ist, daß sie einen Haushalt besorgen, eine Frau pflegen, ihr beim Stillen mit Rat und Tat zur Seite stehen, ein Kleinkind versorgen und eine Abendmahlzeit für die Familie bereiten kann, bevor sie geht, wenn der Mann am Abend heimkommt, erscheint den Holländern sehr begehrenswert. Wochenbettpflegerinnen sind in jeder Hinsicht sehr gefragt, denn die Zahl der Eheschließungen ist hoch. Nirgends auf der Welt gibt es eine ähnliche Ausbildung. Dieser Beruf bildet jedoch einen wichtigen Bestandteil des Hausgeburtensystems in den Niederlanden. Ohne diesen Berufsstand wäre die Hebamme mit einfachen pflegerischen Funktionen beschäftigt, anstatt sich auf ihre Arbeit als Hebamme konzentrieren zu können.

Wenn keinerlei Anzeichen dafür vorhanden sind, daß eine Klinikgeburt notwendig ist, werden das Honorar für die Hebamme und ein Großteil der Kosten für die Wochenbettpflegerin durch das holländische Sozialversicherungssystem gedeckt.

In den Niederlanden findet nicht wie in Großbritannien eine „Selektion" für die Hausgeburt statt, sondern die Frauen werden gegebenenfalls für eine Klinikgeburt ausgesondert. Wenn es irgendwelche Anzeichen für eine Abweichung vom Normalen gibt, weiß die Frau, daß sie in die Klinik gehen muß. Zu diesen Anzeichen gehören Gestosen, hoher Blutdruck und Hinweise auf ein zu enges Becken im Verhältnis zur Größe des Babys. Eine Frau, die ihr erstes Kind bekommt, geht automatisch in die Klinik, wenn sie 35 oder älter ist, und bei einer zweiten oder weiteren Geburt, wenn sie 45 oder älter ist. Bei vorzeitigem Wehenbeginn oder bei einer Übertragung nach der 42. Woche geht sie ebenfalls in die Klinik. Auch die sozialen Verhältnisse werden berücksichtigt: Die Wohnung sollte entsprechend heizbar sein, es sollte sich eine Toilette mit Waschbecken auf derselben Etage befinden und eine Möglichkeit vorhanden sein, die Frau innerhalb von einer Stunde in die Klinik zu transportieren, falls das nötig sein sollte.

Oft schütteln Frauenärzte den Kopf über das holländische System und die damit zusammenhängende niedrige Säuglingssterblichkeit. Viele stellen die Gültigkeit einiger holländischen Statistiken besonders über Todesfälle aufgrund von Geburtstraumata, die in Holland auffallend gering sind, in Frage und behaupten, daß diese Anzahl noch niedriger sein könnte, wenn alle Babys in der Klinik zur Welt kämen. Die Säuglingssterblichkeit bei Hausgeburten *einschließlich* der Fälle, bei denen die Frau während der Geburt in die Klinik transportiert und dort entbunden wird (im Gegensatz zur Berechnung in England und Wales) beträgt 4,5 pro Tausend, insgesamt für alle Geburten 16 pro Tausend. Gegner der Hausgeburt versuchen das dadurch zu erklären, daß Holland so klein ist und die Straßen in einem so guten Zustand sind, daß die Frauen sehr schnell in der Klinik oder die Ärzte sehr schnell bei ihnen sein können. Das stellt zwar ohne Zweifel einen Faktor in einem sicheren System dar, doch ist es zweifelhaft, daß die statistischen Ergebnisse allein darauf zurückzuführen sind. Es wird auch behauptet, daß die Holländerinnen alle gut gebaut seien und breite Becken hätten. Doch einen großen Anteil der holländischen Bevölkerung machen Emigranten aus Indonesien, von den Westindischen Inseln und aus dem Mittelmeerraum aus, also aus Ländern, in denen die Sterblichkeitsrate bei Säuglingen sehr viel höher ist. Ein anderes Argument besagt, daß es an den Milchprodukten liege, oder daran, daß die holländischen Frauen „vernünftig" und häuslich seien. Es entsteht der Eindruck, daß eine Klischeevorstellung von der Holländerin als einer flachshaarigen, apfelbäckigen, nordischen Mutterfigur mit wogendem Busen, breiten Hüften und ruhigem Gemüt vorherrscht, die fleißig ihre häuslichen Aufgaben erfüllt, zufrieden ihre Familie um sich schart und vielleicht diese entzükkenden Hauben aus Spitze und Leinen trägt, die die Hostessen aufhaben, die für die Käseinnung Gouda und Edamer anpreisen. Durch Fernsehberichte über Proteste und terroristische Aktionen der Molukken sollte dieses Bild eigentlich eine Korrektur erfahren haben, doch Klischeevorstellungen über andere Länder sitzen so fest, daß ihnen das alles nichts anhaben konnte.

Professor Kloosterman ist der Überzeugung, daß das Hausgeburtensystem in den Niederlanden ganz spezifische Vorteile hat, und meint:

„Bei sich zu Hause wird die Frau nicht als Patientin betrachtet, sondern als eine Frau, die eine ganz natürliche und sehr persönliche Aufgabe erfüllt. Sie ist der eigentliche Mittelpunkt, um den sich alles (und jeder) dreht. Die Hebamme oder der Arzt und die Wochenbettschwester sind alle bei ihr zu Gast, sie sind da, um ihr behilflich zu sein. Dieser Umstand stärkt ihre Selbstachtung und ihr Selbstvertrauen. Die modernen Kliniken bewirken häufig das Gegenteil. Die Frau ist Gast der Ärzte und Schwestern bei *ihnen* zu Hause. Sie wird zur Patientin und ist von Menschen abhängig, die sie gerne bemuttern möchten. Die Sicherheit der Klinik, die in Situationen, wo ein Eingriff notwendig ist, sehr viel Bedeutung hat, ist für Frauen, die keinerlei Eingriffe brauchen, fehl am Platz. Auf der anderen Seite wird ihr Selbstvertrauen durch die Klinikatmosphäre geschwächt. Das erklärt, warum in vielen Kliniken (und in vielen Ländern, in denen es nur Klinikgeburten gibt) der Prozentsatz der künstlichen Entbindungen in einem Maße ansteigt, daß es unvorstellbar ist, daß das auf triftige medizinische Gründe zurückzuführen ist.“[14]

Die Säuglingssterblichkeitsrate in Holland hat sich in ähnlicher Weise verringert wie in den meisten anderen Ländern, in denen sich die sozialen Verhältnisse im Lauf der letzten 50 Jahre verbessert haben. Die Säuglingssterblichkeit bei Hausgeburten in Holland ist in dem gleichen Zeitraum ebenfalls beträchtlich gesunken. 1960 betrug sie 14 pro Tausend und ist, wie wir schon gesehen haben, bis 1974 auf etwas über vier pro Tausend zurückgegangen. Diese Zahl ist die gleiche wie für Hausgeburten in England und Wales (wenn sie auch wegen der unterschiedlichen statistischen Bewertung nicht direkt vergleichbar ist). Für Klinikgeburten betrug die Säuglingssterblichkeit im selben Jahr 23 pro Tausend (für England und Wales sind die Zahlen nicht bekannt, da bis 1975 statistisch nicht nach dem Ort, wo Geburten oder Sterbefälle stattfanden, differenziert wurde). Das bedeutet nicht, daß es zu Hause sicherer war als in der Klinik, sondern daß die Frauen, bei denen eine Klinikgeburt notwendig war, ihr Kind in der Klinik zur Welt brachten.

Andere Länder

Um die Bedeutung von Statistiken über Säuglingssterblichkeit in verschiedenen Ländern werten zu können, sind demographische Faktoren sehr wichtig.

> Selbst wenn medizinische Praktiken in Europa und Nordamerika unverändert beibehalten worden wären, hätte die Mütter- und Säuglingssterblichkeit aufgrund des relativ stärkeren Absinkens der Fruchtbarkeit in jenen Gruppen, bei denen ein größeres Risiko der Mütter- und Säuglingssterblichkeit besteht, weiterhin abgenommen. ... 27 Prozent der Verbesserung bei den Werten für Säuglingssterblichkeit in den USA zwischen 1965 und 1970 und mindestens ein Drittel der beobachteten Abnahme der Müttersterblichkeit in England und Wales in den Jahren 1964–66 und 1970–72 sind auf ständige Veränderungen im Alter der Mütter und bei der Anzahl der Geburten einer Frau zurückzuführen.[15]

Das bedeutet folgendes: Frauen, die keine Kinder möchten, die nicht gebärfähig sind oder die wahrscheinlich aus genetischen oder anderen Gründen besonders stark gefährdete Babys zur Welt zu bringen würden, sind dank der Mittel zur Empfängnisverhütung oder weil legale Schwangerschaftsabbrüche jetzt leichter möglich sind, nicht länger genötigt, Kinder zur Welt zu bringen. In kleineren Familien sind die Mütter gesünder und nicht durch zahlreiche Geburten und das Aufziehen der Kinder erschöpft. Frauen bekommen ihr letztes Kind schon früher und sind deshalb nicht dem zusätzlichen Risiko ausgesetzt, um die Wechseljahre herum ein Kind zur Welt zu bringen (dem widerspricht jedoch zum Teil der Umstand, daß die Frauen jetzt auch zu einem späteren Zeitpunkt eine Familie gründen). Durch bessere soziale und wirtschaftliche Verhältnisse werden Risiken bei der Geburt weiter verringert. Die Verringerung der Säuglingssterblichkeit auf Verbesserungen der medizinischen Versorgung und geburtshilflichen Fähigkeiten zurückzuführen heißt Ursache und Wirkung zu verwechseln. Eine Untersuchung über Haus- und Klinikgeburten in Newcastle upon Tyne in den Jahren zwischen 1960 und 1969 ergab, daß sich die Säuglingssterblichkeit einheitlich in beiden Kategorien verringerte, wenn auch die Sterblichkeitsrate bei Klinikgeburten immer noch höher war als bei Hausgeburten.[16]

Wenn die Sterblichkeitsrate bei Säuglingen auf 4,5 pro Tausend gesenkt werden konnte (wie das bei Hausgeburten in Großbritannien und in Holland der Fall ist), so ist eine weitere wesentliche Verringerung recht unwahrscheinlich, ehe nicht die Möglichkeit gegeben ist, die Entwicklung des Babys in der Gebärmutter so zu kontrollieren, daß Anomalitäten in der Entwicklung und genetische Unregelmäßigkeiten ausgeschlossen werden können. Solche Anomalitäten tauchen in England und Wales in etwa der gleichen Prozentzahl auf wie in Holland und Schweden. Auf tausend Lebendgeburten entfielen in England und Wales, den Niederlanden und Schweden 1973 zwei Sterbefälle in den ersten Lebensmonaten aufgrund von angeborenen Mißbildungen.

Die Säuglingssterblichkeit in den Kliniken könnte weiter verringert werden, wenn Frühgeburten vermieden werden könnten (denn die meisten Frühgeburten kommen, wie das sein sollte, in der Klinik zur Welt) und wenn die Funktion der Plazenta unterstützt werden könnte, so daß es keine untergewichtigen Neugeborenen (Mangelgeburten) gäbe.

Ende der sechziger Jahre kam es in England und Wales zu einem überraschenden Anstieg der Säuglingssterblichkeit, der fast ausschließlich auf die Zahl der Babys mit geringem Geburtsgewicht zurückzuführen ist, die in diesem Jahr zur Welt kamen (als die Beliebtheit der Geburtseinleitung ihren Höhepunkt erreicht hatte). In Schweden und den anderen skandinavischen Ländern ist der Anteil der untergewichtigen Babys sehr gering. Das wird auf die allgemeine gute Ernährungssituation, den guten Gesundheitszustand der Mütter und den geringen sozioökonomischen Unterschied zwischen den einzelnen Berufszweigen und Gruppen innerhalb der Bevölkerung zurückgeführt.

Seit dem neunzehnten Jahrhundert haben solche gesellschaftlichen Veränderungen im Westen den größten Einfluß auf den allgemeinen Gesundheitszustand und Krankheiten gehabt. Der Beitrag, der von der Medizin geleistet wurde, ging als Folge damit einher und stellte eine Ergänzung der Initiativen dar, die von Laien unternommen worden waren, um Bedingungen für ein gesünderes Leben zu schaffen. „Der gesundheitlichen Revolution, die in den dreißiger Jahren des neunzehnten Jahrhunderts in England begann ... verdanken wir das moderne Trink- und Abwassersystem, Regierungsstellen für Gesetze über Gesundheit und Hygiene und ... unsere gesamte Einstellung zur Reinlichkeit und Gesundheit.“[17] Dies alles hat einen größeren Beitrag zur Verhütung von Krankheiten geleistet als jedes Wunderheilmittel oder jede Wunderoperation.

Ob ein Baby in der Klinik oder zu Hause zur Welt kommt, ist von geringerer Bedeutung als diese umfassenden sozio-ökonomischen Veränderungen und die sich daraus ergebenden gesundheitlichen Verbesserungen für ganze Bevölkerungen. Daraus erklärt sich weitgehend die extrem niedrige Säuglingssterblichkeitsrate in Ländern wie Schweden und Norwegen, wo die Armut im wesentlichen behoben ist. Die auffälligsten Veränderungen haben in Japan stattgefunden, wo die Verringerung der Säuglingssterblichkeit um die Hälfte in den Jahren 1952 bis 1972[18] (siehe Tabelle 4 und 5) zum größten Teil auf sozio-ökonomische Faktoren zurückzuführen ist. Nicht neue geburtshilfliche Techniken sind ausschließlich oder überwiegend für den Rückgang der Sterblichkeit verantwortlich, sondern ein wachsender Lebensstandard.

Tabelle 4: Fötale, neonatale und postnatale Sterblichkeit pro 1000 Lebendgeburten in einigen Ländern, 1955 und 1973

	Späte fötale Sterblichkeit (28 Wochen*)		% Verringerung	Neonatale Sterblichkeit (0–27 Tage)		% Verringerung	Postneonatale Sterblichkeit (28–364 Tage)		% Verringerung
	1955	1973		1955	1973		1955	1973	
Schweden	17,0	7,2	57,6	12,9	7,8	39,5	4,5	2,0	55,6
Japan	30,8	12,2	60,4	22,3	7,4	66,8	17,4	3,9	77,6
Finnland	18,2	7,1	61,0	18,6	8,5	54,3	11,1	2,1	81,1
Frankreich	17,5	12,1	30,9	20,8	8,5	59,1	17,8	4,8	73,0
Niederlande	17,3	9,1	47,4	14,0	8,5	39,3	6,1	3,0	50,8
England und Wales	23,7	11,6	51,1	17,0	11,1	34,7	7,6	5,7	25,0

Tabelle 5: Bruttosozialprodukt pro Kopf der Bevölkerung

	Betrag 1973 (US-Dollar)	Wachstumsraten in % 1960–73	1965–73
Schweden	5910	3,0	2,4
Frankreich	4540	4,7	5,0
Niederlande	4330	4,1	4,3
Japan	3630	9,4	9,6
Finnland	3600	4,5	5,2
Großbritannien	3060	2,4	2,3

Es gilt also, das Problem von Frühgeburten und untergewichtigen Babys durch umfassende soziale Veränderungen und nicht ausschließlich durch medizinische Maßnahmen zu beheben.

Die Verringerung der Säuglingssterblichkeit kann aber auch nicht ausschließlich auf veränderte soziale Bedingungen zurückgeführt werden. In der Bundesrepublik Deutschland gibt es fast keine Hausgeburten, und der Lebensstandard ist höher als in Holland, doch ist die Rate der Säuglingssterblichkeit hier höher (23 pro 1000). Durch die Verwendung von schmerzstillenden Mitteln während der Geburt kann der Weg ans Licht der Welt für einige Babys besonders gefährlich werden, und die großen Unterschiede bei der Dosierung von Analgetika, die in den verschiedenen Ländern üblich sind, können für das Baby ein erhöhtes Risiko bedeuten. In Großbritannien bekommen 90 Prozent der Frauen im Vergleich zu 20 Prozent in Schweden und nur fünf Prozent in Holland Medikamente gegen Schmerzen. Frauen brauchen meist mehr Medikamente, wenn geburtshilfliche Eingriffe häufiger vorkommen. Professor Kloosterman ist der Meinung, daß eine Hausgeburt tatsächlich bedeutet, „daß eine Frau vor unnötigen Eingriffen geschützt ist", und daß „das Vorhandensein komplizierter Apparaturen manchmal dazu verführt, sie zu benützen, weil sie ganz einfach da sind. Wenn man eine Patientin in die Klinik überweisen muß, dann hat man Zeit, darüber *nachzudenken*, ob das notwendig ist."[19] Vielleicht trägt dieser Umstand sehr zu der relativen Sicherheit bei Hausgeburten bei. Einen weiteren Beitrag zur sicheren Geburt leistet die gut ausgebildete, fähige Hebamme. In Finnland finden 100 Prozent der Geburten in Kliniken statt, und die Säuglingssterblichkeit ist gering. Die Hebammen genießen ein hohes Ansehen, sie haben eine ausgezeichnete Ausbildung, und die meisten Babys werden von ihnen entbunden. Das gleiche gilt für Schweden mit 100 Prozent Klinikgeburten und Holland, wo beinahe 50 Prozent der Geburten zu Hause stattfinden. In allen den

Ländern, wo Ärzte die Geburtshilfe übernommen haben und es Hebammen entweder praktisch nicht mehr gibt, wie in den USA, oder wo ihr Status und ihre Verantwortung so reduziert worden sind, daß sie lediglich als Assistentinnen des Arztes gelten, konnte die Säuglingssterblichkeit nicht so schnell verringert werden, wie in den Ländern, wo die Hebamme großes Ansehen genießt und persönliche Verantwortung für die Geburtsleitung trägt. (Siehe Tabelle 6)

Tabelle 6: Ärzte pro 10000 Einwohner und Säuglingssterblichkeit

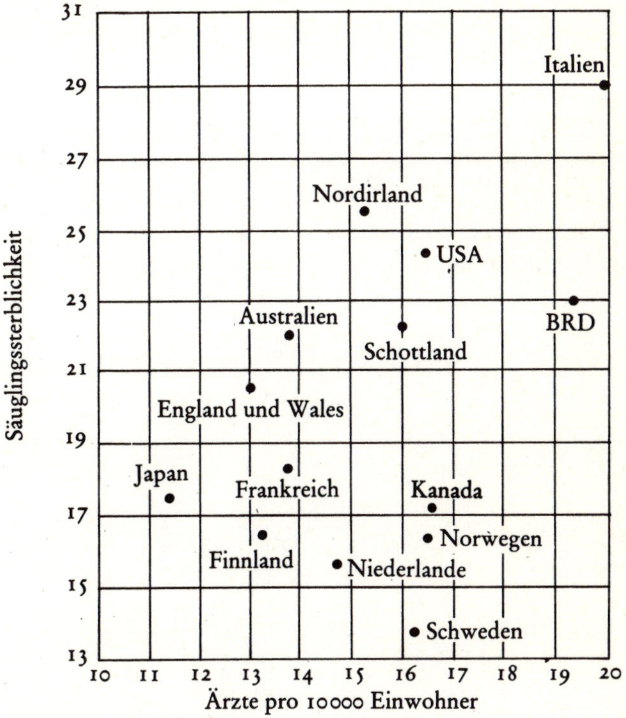

Quelle: Royal Commission on the NHS

Es muß jedoch festgestellt werden, daß die Auseinandersetzung über Hausgeburt contra Klinikgeburt auf der Grundlage unseres gegenwärtigen Wissenstandes niemals wird entschieden werden können. Eva Alberman[20] stellt fest, daß „ein wirklicher Vergleich der Hausgeburt gegenüber der Klinikgeburt erst dann angestellt werden kann, wenn es möglich ist, solche Resultate zu untersuchen wie z. B. die Langzeitauswirkungen von Geburten auf das körperliche, psychische und geistige Wohlergehen, die Vorteile der Mutter durch geringere Schmerzen und weniger Angst, die sich noch lange Zeit später auswirkenden Vorzüge im Hinblick auf das Auftreten von Komplikationen, wie zum Beispiel Gebärmuttervorfall oder Blasenschwäche, und andere ähnliche Bewertungskriterien". Alle diese verschiedenen Aspekte körperlichen und psychischen Wohlergehens machen die relative Sicherheit von Haus- und Klinikgeburt aus. Es handelt sich nicht einfach darum, ein lebendes Baby auf die Welt zu befördern, es geht nicht lediglich um die Frage des Überlebens für Mutter und Kind, sondern um die Lebensqualität in der Folgezeit

4. Das zu Hause geborene Baby

Bei der Hausgeburt herrscht eine Atmosphäre, in der nicht nur das Kind, sondern eine Familie spontan das Licht der Welt erblickt. In meiner eigenen Untersuchung über die Gründe, weshalb Frauen sich für eine Hausgeburt entscheiden,[1] gab die Hälfte von ihnen als Hauptgesichtspunkt an, daß die Bindung zum Baby ganz natürlich ohne Beeinträchtigung durch das Klinikpersonal zustandekommen solle und daß sie das Neugeborene ohne jede Trennung bei sich behalten wollten.

Es ist interessant, daß keine der Frauen, die ihr erstes Kind bekamen, dies als Hauptgrund für eine Hausgeburt anführte. Aber alle Frauen, die schon eines oder mehrere Babys in der Klinik zur Welt gebracht hatten, schrieben darüber, häufig sogar sehr ausführlich. Eine Frau schilderte zum Beispiel, wie ihr das Baby in der Klinik gebracht wurde:

„... sie war eingeschnürt in etwas, das wie eine kleine Zwangsjacke aussah, und mir wurde gesagt, daß ich sie weder ausziehen, noch begutachten durfte, noch versuchen sollte, sie frisch zu wickeln, und daß ich sie nicht mit unter meine Bettdecke nehmen dürfe ... Wie jede Mutter sehnte ich mich danach, sie ganz auszuziehen und nachzuschauen, wie sie aussah, ich wollte ihren warmen kleinen Körper an meiner nackten Haut spüren, doch die Schwester schaute immer wieder herein oder setzte sich ans Fußende des Bettes, deshalb wagte ich es nicht ... Ich mußte mir gut zureden, daß das wirklich mein Kind war. Wenn eine Frau neun Monate lang darauf gewartet hat, ihr Kind zu Gesicht zu bekommen, dann ist es eine große Enttäuschung, wenn ihr gesagt wird, daß sie es nur zu bestimmten Zeiten sehen kann und daß sie noch einige Tage lang warten muß, bis es ihr Baby ist und sie es versorgen kann."

Eine andere Frau berichtete, daß sie lediglich „einen Blick auf ihren roten, schläfrigen kleinen Sohn werfen konnte, der sofort weggebracht und hinter Glas gelegt wurde". Später bekam sie das Baby gebracht:

> „Ich konnte meine Neugierde, ihn kennenzulernen, kaum beherrschen – ich wollte seinen merkwürdigen kleinen Bewegungen zuschauen, ihn ausziehen und alle seine Finger und Zehen untersuchen. Ich glaube, daß dieser Vorgang des körperlichen Kennenlernens ganz am Anfang unterschätzt wird. Ich meine, daß Frauen wirklich sehr viel Zeit brauchen, wo sie allein gelassen werden und ihr Baby einfach nur anschauen und seinen Körper untersuchen können. Ich kann mich an das Gefühl erinnern, ihn nicht mehr aus meinem Bett herausgeben zu wollen. Ich wollte, daß er bei mir blieb, und ich empfand es als einen schrecklichen Verlust, wenn er ins Säuglingszimmer gebracht wurde. Ich konnte es nicht ertragen, daß die Schwestern ihn trockenlegten, ihn hochnahmen usw., wo er doch ein Teil von mir war. Ich konnte es kaum erwarten, aus der Klinik entlassen zu werden und ihn ganz für mich zu haben! ... Ich sehnte mich danach, heimzukommen, um mich ganz und gar mit meinem Baby zu beschäftigen."

Viele Frauen bringen zum Ausdruck, daß sie sich leidenschaftlich danach gesehnt haben, sich von den ersten Lebenssekunden an selber um ihr Baby zu kümmern, und haben das Gefühl, daß sie nur bei einer Hausgeburt sicher sein können, daß das möglich ist. Zwar gehen die Kliniken jetzt von den zentralen Säuglingszimmern, die nach amerikanischem Vorbild eingerichtet worden waren, wieder ab und richten es so ein, daß die Babys die meiste Zeit bei ihren Müttern sein können. Doch haben wir festgestellt, daß die Regelung auf den Entbindungstationen selbst in modernen Zimmern mit wenigen Betten so ist, daß die Babys gewöhnlich nachts von ihren Müttern getrennt werden, damit die Frauen schlafen können. Es ist etwas ganz anderes für eine Frau, wenn sie wach wird, sich umdreht und ihr Kind aus seinem Bettchen herausnimmt, das neben ihrem Bett steht, es an die Brust legt, vielleicht über dem Saugen des Kindes einschläft und wieder aufwacht, um zu spüren, wie es immer noch an ihren Körper gekuschelt daliegt. Die anderen werden dadurch kaum gestört, und sowohl die Mutter wie das

Baby haben Gelegenheit zu ausgiebigem Hautkontakt und liebevoller Nähe.

Viele Mütter spüren ganz instinktiv, daß ein weinendes Neugeborenes ihre sofortige aufmerksame Zuwendung braucht. In der Klinik liegen sie, wie wir festgestellt haben, wach und quälen sich mit dem Gedanken, ob die Verzweiflungsschreie aus dem Säuglingszimmer von *ihrem* Baby stammen. Ein schreiendes Baby, das allein oder aufgereiht mit anderen schreienden Neugeborenen in seinem Bettchen liegt, ist ein vernachlässigtes Baby. Es kann nicht wissen, daß Hilfe naht, daß es in einer halben Stunde oder in zwanzig Minuten oder sogar nur fünf Minuten Milch bekommt. Es kann nicht wissen, daß sich liebevolle Arme danach sehnen, es zu umfangen. Allem Anschein nach ist es völlig allein und sich selbst überlassen.

Einige Mütter bringen auch ihre Angst vor Virusinfektionen zum Ausdruck, die sich in Säuglingszimmern ausbreiten können. Von Echo II, einem grippeähnlichen Virus, wurden Weihnachten 1977 in Cambridge auf der Babyintensivstation elf Babys angesteckt. Drei von ihnen starben. Die Möglichkeit der gegenseitigen Ansteckung in Säuglingszimmern bedeutet, daß sich Epidemien in Windeseile ausbreiten können.

In großen Universitätskliniken ebenso wie in kleinen Privatkliniken werden die Frauen immer noch von ihren Babys getrennt, die dann zumindest zeitweise im zentralen Säuglingszimmer versorgt werden. Eine Frau schrieb:

„Ich glaube, mir passierte alles Schlimme, was man in einer Entbindungsklinik überhaupt erleben kann. Die Babys verbrachten abgesehen von den 30 Minuten für die Mahlzeiten den ganzen Tag im Säuglingszimmer. Ständig wurden wir ermahnt, das Baby nicht anzufassen, es wieder hinzulegen usw. Die Folge war, daß ich mit einem mir noch ganz unbekannten Baby nach Hause kam. Ich hatte keine Ahnung, ob es jedesmal zwischen den Mahlzeiten schrie oder nur manchmal oder gar nicht. Es dauerte mindestens sechs Wochen, bis ich richtig Zuneigung zu ihm faßte, und das ist meiner Meinung nach auf die Klinikvorschriften zurückzuführen. Ich wurde dort mit dem Gefühl entlassen, als Mutter völlig unfähig zu sein, und war überhaupt nicht an körperlichen Kontakt mit meinem Kind gewöhnt."

Nach einer Hausgeburt beschrieben die Frauen sehr lebhaft, wie sie Kontakt zu ihrem Baby aufnahmen und es allmählich kennenlernten:

„Mitten in derselben Nacht, als ich zu glücklich war, um einzuschlafen, nahm ich meinen Sohn aus seinem Bettchen und behielt ihn die ganze Nacht ganz nah bei mir. Ich schien sein Wesen einzuatmen und er, so glaube ich, meines auch. Ich habe einmal die Bemerkung eines Psychologen gehört, daß eine Mutter so etwas wie einen Verlust empfindet, wenn ihr Baby geboren ist. Bei mir war ganz das Gegenteil der Fall. Ich war ganz und gar von einem Gefühl erfüllt, das ich nur als eine ‚ekstatische Liebe' bezeichnen kann. Eine solche intensive Kommunikation (denn ich bin sicher, daß das gegenseitig war) ist in der Klinik unmittelbar nach der Geburt niemals möglich gewesen, denn keines meiner anderen Kinder durfte bei mir bleiben. Ich frage mich auch, ob es dort dazu gekommen wäre. Ich glaube, das war etwas so Außergewöhnliches, daß es nur durch diese bestimmte Aufnahmefähigkeit in der Atmosphäre zu Hause möglich war."

Begonnen hat die Untersuchung über die Beziehung zwischen Müttern und ihren Jungen mit Beobachtungen an Säugetieren und Vögeln. Menschen sind aber keine Ratten oder Vögel. Zwar nehmen ein Reh oder eine Ziege ihr Junges nicht an, wenn sie bei der Geburt betäubt worden waren und es ihnen dann gleich gezeigt wird, doch die Vernunft sagt uns, daß das bei Menschenkindern nicht so ist. Wir wissen auch, daß Menschenbabys nicht auf den ersten sich bewegenden Gegenstand geprägt werden wie Konrad Lorenz' Gänse, sonst würden die meisten von ihnen eine Bindung zu den Hebammen und Ärzten entwickelt haben, die ihnen ans Licht der Welt geholfen haben. Neueste Untersuchungen über das menschliche Verhalten geben jedoch Aufschluß darüber, daß das, was in den ersten Minuten und Stunden nach der Geburt passiert, auch für Menschenmütter und ihre Babys wichtig ist. Bei fast 100 Prozent Klinikgeburten und einem Geburtsablauf wie bei einem chirurgischen Eingriff mit der dabei notwendigen Betonung auf Asepsis, bei Klinikregelungen, die dazu führen, daß das Baby vom Klinikpersonal übernommen und die Mutter, abgesehen von genau festgelegten Zeiten, in denen sie das Kind füttert und einige Handgriffe bei der Säuglingspflege gezeigt bekommt, getrennt versorgt wird, erfährt die Wechselbeziehung zwischen Mutter und Baby eine Beeinträchtigung, die deutlich kurzzeitige Folgen und manchmal auch ausgeprägte langfristige Konsequenzen nach sich zieht.

Bei Menschen erfolgt der größte Teil des elterlichen Verhaltens nicht instinktiv. Es handelt sich bei Vätern wie auch bei Müttern um *erlerntes* Verhalten.[2] Wenn die Umgebung diesem Lernprozeß nicht förderlich ist, dann kann es dazu kommen, daß ein Mann oder eine Frau als Eltern unfähig sind und keine positive Beziehung zu ihrem Kind herstellen können. Sie erlangen nicht die Befriedigung durch einen Dialog, der von Anfang an mit einem Baby stattfinden und bis ins Erwachsenenalter beibehalten werden kann, wobei sich im Lauf der Zeit gewaltige Veränderungen ergeben.

Das Neugeborene ist auf eine Interaktion mit seinen Eltern unmittelbar nach der Geburt ausgezeichnet vorbereitet. Es ist ein ausgesprochen aktives, waches, aufnahmebereites und reaktionsfähiges Wesen, das denen, die es versorgen, Signale und Hinweise gibt, wenn sie aufmerksam genug sind, um sie zu erkennen. Es genügt nicht, ein Baby hochzunehmen, hinzulegen, auszuwickeln, sauberzumachen, die Windeln zu wechseln, es frisch anzuziehen und zu füttern. Menschen entfalten ihre volle Menschlichkeit, weil sie wie menschliche Wesen behandelt werden.[3]

Die Arbeiten von Spitz,[4] Bowlby,[5] Winnicott[6] und anderen zeigen, daß sich Babys nur langsam entwickeln und oft im Laufe des Heranwachsens unter emotionalen und lernbedingten Schwierigkeiten leiden, wenn sie so behandelt werden, als wären sie keine Menschen, wenn mit ihnen wie mit leblosen Paketen umgegangen wird und sie niemanden haben, der sich liebevoll um sie kümmert.

Frauen müssen ihre Babys bei sich haben, wenn sie in das Muttersein hineinwachsen sollen, und Babys müssen bei ihren Müttern bleiben, damit es zu der Verständigung kommt, die als ein aufeinander abgestimmter „Tanz" bezeichnet worden ist.[7] Das hilft ihnen dabei, ihre Möglichkeiten als menschliche Wesen voll zu entfalten. Alle Handlungen, die die Grundlagen des Lebens in der Gesellschaft bilden, nehmen ihren Anfang in dieser synchronisierten Interaktion zwischen Mutter und Baby.[8]

Aidan Macfarlane hat die Aufmerksamkeit auf Verhaltensweisen gelenkt, an welchen sich zeigt, daß das Klinikpersonal Babys häufig für empfindungslos hält. Doch die Empfindlichkeit eines Neugeborenen gegen grelles Licht, laute, plötzliche Geräusche, grobe Behandlung, Wärme und Kälte sowie schmerzhafte Reize im allgemeinen ist vergleichbar mit der von Erwachsenen oder stärker: „Es wird immer noch akzeptiert (wenn auch nicht mehr so häufig), daß bei der Beschneidung den Säuglingen ohne Betäubung ein beträchtlicher Teil äußerst empfindsamer Haut entfernt wird und daß sie in Babyintensivstationen Behandlungen unterzogen werden, die ein Erwachsener ohne Beruhigungs- oder Schmerzmittel niemals ertragen könnte."[9]

Leboyer hat mit seinen Büchern und seinen Filmen das Augenmerk darauf gelenkt, wie das Baby mit Zärtlichkeit und Liebe in dieser Welt willkommen geheißen werden kann.[10] Frauen haben mir geschrieben, wie verzweifelt sie darüber waren, als sie mit ansehen mußten, wie ihr Baby ohne jede Zärtlichkeit angefaßt und wie ein Fleischklumpen behandelt wurde.

Macfarlane schreibt darüber, daß die Zeit, in der das Baby nach der Geburt bei der Mutter bleiben konnte, in einer Klinik (die für humane Bedingungen in ihrer Entbindungsstation bekannt war), durchschnittlich 6,5 Minuten betrug, wobei die Spannweite von einer bis zu 15 Minuten reichte.[11] Das unterscheidet sich sehr von den Abläufen bei einer Hausgeburt, wo die Mutter alles, was mit dem Baby gemacht wird, sehen kann und die Möglichkeit hat, sich daran zu beteiligen, und wo sich alles normalerweise direkt neben ihrem Bett oder im Bett selbst abspielt. Mutter und Hebamme kümmern sich um das Baby als zwei Frauen, die es gemeinsam mit diesem Leben bekannt machen wollen, und es liegt beiden daran, es dem Baby so angenehm wie möglich zu machen. Sie reden miteinander, und beide sprechen mit dem Baby. Dazu kommt es in einer Klinik oft nicht, denn im Kreißsaal schafft die Geburtsleitung durch ein Team – anstelle einer persönlichen Beziehung – eine Atmosphäre, die sich auf jedes Gespräch hemmend auswirken kann. Derjenige, der am meisten zu sagen hat, wendet sich nur dann an die Mutter, wenn er Fragen hat oder ihr Anweisungen gibt, und die Hebammenschülerin oder der Assistenzarzt haben vielleicht oft das Gefühl, daß die Aufgabe, mit der sie befaßt sind, eine Zeitverschwendung wie ein Gespräch mit einem Neugeborenen verbietet. Nach den beschriebenen knapp bemessenen paar Minuten für das offiziell sanktionierte „Herstellen einer Bindung" wird das Baby in vielen Kliniken weggebracht, so daß das Team sich um die Nachgeburt, das Vernähen des Dammschnitts, das Aufräumen, die Untersuchung des Neugeborenen und alle die anderen Maßnahmen kümmern kann, die getroffen werden müssen, bevor die Mutter in ihr Zimmer gebracht und der Kreißsaal für die nächste Patientin vorbereitet werden kann.

Im Gegensatz dazu kann eine Mutter, die ihr Kind bei sich in ihrem Zimmer hat und es von Anfang an selbst versorgt, dazu beitragen, daß dieser Lebensbeginn eine positive Erfahrung voller liebevoller Berührungen und Geräusche wird, mit denen das Baby schon in ihrem Bauch vertraut war.

John Kenell hat in Kalifornien einige tiefgreifende Unterschiede zwischen den Vorgängen nach Klinikgeburten und nach Hausgeburten beobachtet.[12] Die Ereignisse nach Hausgeburten hat er so beschrieben:

„Die Mutter erlebte die Geburt aktiv mit und ließ nicht etwa passiv eine Behandlung über sich ergehen. Sofort nach der Geburt nahm sie ihr Baby an sich und wartete nicht darauf, bis man es ihr gab. Sie strich mit ihren Fingerspitzen über das Gesicht des Babys und begann dann nach wenigen Minuten damit, den Körper des Babys mit ihrer ganzen Handfläche zu streicheln, während es bei den Müttern in der Klinik gewöhnlich sehr viel länger dauert, bis sie vom ersten vorsichtigen Streicheln mit den Fingerspitzen, das wirkt, als würden sie einen äußerst zerbrechlichen Gegenstand berühren, zur Berührung mit der ganzen Handfläche übergehen, die bei Hausgeburten typisch ist.“[13]

Alle Anwesenden gerieten in freudige Erregung und die Mutter erlebte oft beinahe ein ekstatisches Gefühl. Macfarlanes Videobänder von Geburten in Kliniken[14] zeigen, daß die Umgebung bei der Geburt und die Geburtshelfer diese Stimmung sehr stark beeinflussen. Einige Hebammen und Ärzte tragen zwar zur Entstehung einer solchen besonderen Stimmung bei, andere scheinen jede Begeisterung und jeden liebevollen Umgang zu bremsen. Auch die Anwesenheit des Mannes oder einer anderen Bezugsperson kann sich entscheidend auf den Ausdruck spontaner Gefühle auswirken.

Zu Hause schaut jeder im Zimmer das Kind längere Zeit an. In der Klinik wird das Kind im Gegensatz dazu häufig in ein Bettchen gelegt und wird nur kurz angeschaut, während das Geburtshilfeteam sich auf die Nachgeburtsphase und das Nähen des Dammschnitts konzentriert. Zu Hause richtet sich viel Aufmerksamkeit auf die Mutter, indem die Anwesenden ihr das Haar aus dem Gesicht bürsten, ihr das Gesicht waschen, ihr etwas Frisches anziehen, ihr dabei helfen, sich eine Blume anzustecken oder ein Band ins Haar zu binden, während alle gleichzeitig ihre Freude und Zuneigung zum Ausdruck bringen, indem sie sie umarmen, küssen oder streicheln oder ihr, je nachdem, was für eine Beziehung sie zu ihr haben, übers Haar streichen oder ihre Hand halten. Nach Klinikgeburten scheint das Benehmen oft sehr viel zurückhaltender zu sein, und manchmal fällt auf, daß jedes derartige Verhalten ausbleibt.

Zu Hause legt die Mutter ihr Baby ungefähr in den ersten sechs Minuten an, und vor dem Saugen kann es an der Brustwarze lecken, solange es mag. In der Klinik wird das Baby unter Umständen erst nach mehreren Stunden angelegt, und danach wird oft erwartet, daß es „sofort zur Sache kommt", wobei die Hebamme oder die Schwester dabeistehen und den Kopf des Babys an die Brust drehen, falls sie das für nötig halten.[15]

Zu Hause sprechen oft beide Eltern zu dem Baby mit sehr hoher Stimme, indem sie ganz spontan auf eine Stimmlage übergehen, die das Neugeborene am besten hören kann.[16] In der Klinik kann es dagegen, wie wir schon festgestellt haben, so sein, daß überhaupt niemand mit dem Baby spricht.

Von Donald Garrow und Diana Smith[17] wurde eine retrospektive Untersuchung von 266 Geburten durchgeführt, von denen 26 Hausgeburten waren. 31 Prozent der Mütter, die in der Klinik geboren hatten, konnten ihr Baby erst einige Stunden oder sogar Tage nach der Geburt im Arm haben, dagegen bekamen mit einer Ausnahme alle Mütter, die zu Hause geboren hatten, ihr Baby innerhalb der ersten Stunde nach der Geburt zu sich.

Marshall Klaus hat herausgefunden, daß es 1970 in den USA nur in 34 von 1400 Frühgeborenenstationen möglich war, daß die Mütter ihre Babys anfassen durften.[18]

In vielen Kliniken haben jetzt Veränderungen stattgefunden, und in den Intensivstationen für Säuglinge ist man sich bewußt geworden, wie wichtig es ist, daß Mütter ihre Babys sehen, berühren, nach Möglichkeit im Arm halten und bei der Versorgung ihres Babys helfen können. Doch in vielen Kliniken wirkt sich die Atmosphäre sowohl im Säuglingszimmer wie auch auf der Station störend auf die Entstehung einer persönlichen Beziehung zwischen Mutter und Neugeborenem aus, was dazu führen kann, daß die Mutter die Bedürfnisse ihres Kindes falsch interpretiert, was oft ihr Selbstvertrauen schwächt.[19] Das kann weitreichende Folgen haben. Eine Untersuchung über Mütter, die ihr Baby mißhandelt haben, hat ergeben, daß die betroffenen Kinder im Vergleich sehr viel häufiger kurz nach der Geburt von der

Mutter getrennt worden waren als die nicht mißhandelten Kinder dieser Mütter.[20]

Die Mütter selber wissen, daß es manchmal äußerst schwierig ist, eine Beziehung zu einem Baby herzustellen, das sich in Intensivbehandlung befindet oder die ersten Tage nach der Geburt von der Mutter getrennt verbringt. Ich habe viele Briefe von Frauen bekommen und mit vielen Frauen gesprochen, die darunter gelitten haben, daß sie einem ihrer Kinder gegenüber, das ihnen gleich nach der Geburt weggenommen worden war, eine Gefühlskälte entwickelt hatten. Sie machen sich Sorgen darüber, sind dem Kind gegenüber gereizt und haben wegen ihrer feindlichen Haltung Schuldgefühle.

Doch eine Frau kann selbst von einem Baby, das neben ihrem Bett liegt, getrennt sein, wenn sie während der Geburt so starke schmerzstillende Medikamente bekommen hat, daß nicht nur sie selbst benommen ist und keinerlei Interesse an ihrem Kind hat, sondern auch das Baby nicht reagieren kann. Es ist sehr schwierig, sich längere Zeit für ein Baby zu interessieren, das kaum die Augen öffnet, matt ist und nicht kräftig saugt. Eine chemisch bewirkte Trennung kann die Interaktion zwischen Mutter und Baby ebenso nachhaltig stören wie eine räumliche.[21] Die Wirkung von Dolantin kann sich beim Baby über einen Monat lang bemerkbar machen[22] und sich ein Jahr oder länger hemmend auf die Interaktion zwischen Mutter und Baby auswirken.[23] Es wird oft behauptet, daß eine Epiduralanästhesie überhaupt keine Wirkung auf das Kind hat. Doch *alle* Betäubungsmittel gelangen in den Blutkreislauf der Mutter und somit auch in den des Kindes. Nach örtlichen Betäubungen ist die Wahrscheinlichkeit größer, daß Babys zur Welt kommen, die mit drei Tagen sehr leicht erregbar sind und einen schlechteren Muskeltonus haben. Das mag vielleicht für den Gesundheitszustand des Babys wenig Bedeutung haben, doch bestimmt wirkt es sich auf die Beziehung zwischen Mutter und Kind aus.[24]

Donald Garrow und Diana Smith, die vom kinderärztlichen Standpunkt aus argumentieren, schreiben:

„Wir sind der Ansicht, daß für eine normale Frau der beste Ort für die Geburt ihr eigenes Zuhause ist. ... Eine Hausgeburt ist ein bewegendes Familienereignis, im Krankenhaus dagegen (obwohl auch dort eine anregende, frohe Atmosphäre herrschen kann) wird die Geburt allzu häufig auf eine Reihe technischer Vorgänge beschränkt. Bewegende Ereignisse hinterlassen einen tiefen Eindruck und unterstützen die Entstehung einer Bindung."

Zu Hause bestehen die besten Aussichten, daß die Beziehung zwischen Mutter und Kind von den ersten Augenblikken des Lebens an beginnen und sich ständig weiterentwikkeln kann.

5. Vorbereitungen für eine Hausgeburt

Frauen, die ihr Kind gerne zu Hause zur Welt bringen würden, müssen sich sehr sicher sein, daß sie das wirklich möchten, und schon am Anfang der Schwangerschaft Vorbereitungen dafür treffen. Die Erfahrungen von 65 Frauen, die ihr Kind zu Hause zur Welt brachten, waren Gegenstand einer meiner Untersuchungen:[1] Bis auf wenige Ausnahmen waren alle bei der Verwirklichung ihres Vorhabens auf Schwierigkeiten gestoßen. Es waren ihnen viele Hindernisse in den Weg gelegt worden, um sie davon abzuhalten. „Ich war entsetzt, als ich feststellen mußte, daß in meiner näheren Umgebung gar keine Möglichkeit bestand, eine Hausgeburt durchzuführen", schrieb mir eine Frau. „Die Suche nach einem aufgeschlossenen Arzt oder einer Hebamme verlief vollkommen ergebnislos." Das Paar entschloß sich daraufhin, das Kind ohne fremde Hilfe auf die Welt zu bringen.

Ein anderes Paar führte ein Tagebuch über die Erfahrungen, die es bei seinem Versuch, die nötige Unterstützung für eine Hausgeburt zu erlangen, machen mußte. Es hatte schließlich Erfolg, doch dauerte es vier Monate, bis alles abgesprochen und veranlaßt war. Die Ungewißheit, wo die Geburt stattfinden würde, war für die Frau während eines großen Teils ihrer Schwangerschaft sehr belastend.

Eine Frau, die mir zwei Wochen vor der Geburt schrieb, sie habe das Gefühl, daß sie für eine Hausgeburt „kämpfen" müsse, teilte mir mit, daß ihr Arzt es ablehne, zu einer Hausgeburt zu kommen; er hatte zu ihr gesagt, daß er damit „seine Position in dem . . .-Ausschuß gefährden" würde, und gemeint: „Wenn Sie eine Hausgeburt machen, wollen das alle." Eine andere Frau schrieb mir:

„Hausgeburten sind hier regelrecht ‚verboten'. Mein Mann und ich waren aber dennoch absolut einhellig der Überzeugung, daß unser eigenes Zuhause der am besten geeignete Ort sei, um unser Baby mit diesem Planeten vertraut zu machen, außer natürlich, wenn ein triftiger Grund für eine Krankenhausgeburt bestehen würde. Keiner der niedergelassenen Ärzte hier in der Gegend war bereit, mich zu unterstützen, und schließlich wurden wir zum leitenden Arzt des Gesundheitsamtes bestellt, der betonte, daß eine Hausgeburt ausgeschlossen sei. Das überraschte uns nicht, und wir sagten ihm freundlich, daß wir für eine fachgerechte Unterstützung bei der Geburt sehr dankbar wären, doch da wir ja nicht damit rechnen könnten, zögen wir es vor, uns bei uns zu Hause auf unser Glück zu verlassen. Einige Wochen später erhielten wir völlig überraschend einen Brief, in dem uns mitgeteilt wurde, daß mir drei Hebammen zur Verfügung ständen, und von da an wurde ich von ihnen zu Hause betreut. ... Die Hebammen waren großartige Frauen, nicht zuletzt deshalb, weil sie uns das Recht zugestanden, in der Angelegenheit ein Wort mitzureden."

Ein Sprecher der britischen Hebammenvereinigung Royal College of Midwives stellte fest: „Die Schwierigkeit besteht nicht so sehr darin, daß es nicht genügend Hebammen gibt, sondern daß zu wenige Ärzte bereit sind, während einer Hausgeburt abrufbereit zu sein. Einige Hebammen führen schon ohne einen Arzt in Bereitschaft Hausgeburten durch und verlassen sich auf den Krankenwagen einer Klinik, falls es zu einem Zwischenfall kommt."[2]

In Großbritannien finden gegenwärtig fast 100 Prozent der Geburten in Kliniken statt. 1965 gab es 40 Prozent Hausgeburten oder Geburten in kleinen Entbindungsheimen, die nicht zum National Health Service gehörten. Bis 1974 hatte sich dieser Anteil auf sechs Prozent[3] verringert und bis 1976 ging er weiter bis auf weniger als drei Prozent zurück. In einigen Gebieten bestehen überhaupt keine Vorkehrungen für Hausgeburten mehr, und alle, die in diesen Teilen Englands ihr Kind zu Hause zur Welt bringen möchten, müssen darauf vorbereitet sein, daß sie sich außerhalb des Systems begeben. In anderen Gebieten wie zum Beispiel in Oxford und East Anglia besteht die Möglichkeit zur Hausgeburt weiterhin. Die Säuglingssterblichkeit ist hier sehr gering. (Oxford und East Anglia gehören zu den sichersten Orten Englands, was Geburten in der Klinik ebenso wie zu Hause anbelangt.)

Der Abbau der Betreuung bei Hausgeburten in Großbritannien ist größtenteils auf den Bericht des Cranbrook-Komitees von 1959 zurückzuführen. Dieses Komitee beschäftigte sich mit den organisatorischen Veränderungen, die von ihm im Bereich der medizinischen Versorgung bei Geburten für notwendig gehalten wurden, und empfahl, den Hausgeburtenanteil auf 30 Prozent der Geburten zu reduzieren. Doch nachdem die Krankenhausbetten erst einmal geschaffen worden waren (und ihre Zahl erhöhte sich zwischen 1967 und 1971 jährlich), sank der Anteil der Hausgeburten sogar beträchtlich unter den empfohlenen Anteil ab, zum Teil deshalb, weil neue Entbindungsstationen eingerichtet und alte vergrößert worden waren, um der sich 1958 abzeichnenden steigenden Geburtenrate gewachsen zu sein, und diese Krankenhausbetten eben vorhanden waren, als die Geburtenrate von etwa 1965 bis 1977 sank. 1978 war wieder ein Anstieg um 7000 Geburten zu verzeichnen. Die Mädchen, die Anfang der sechziger Jahre geboren worden waren, hatten das geburtsfähige Alter erreicht. Wenn der ständige Geburtenrückgang der vergangenen 13 Jahre so zum Stillstand kommt, dann könnte das bedeuten, daß die Frauen in Zukunft wieder mehr Wahlmöglichkeiten für den Ort der Geburt ihres Babys haben.

Trotz der ständigen Reduzierung der Hausgeburten stellt das britische Gesundheits- und Sozialministerium fest, daß es „niemals von uns beabsichtigt gewesen ist, daß Mitarbeiter des Gesundheitsdienstes einer Frau die Möglichkeit einer Hausgeburt verweigern, wenn sie es wünscht, ihr Kind zu Hause zu gebären“,[4] daß es „nicht erwartet, daß Druck auf eine Frau ausgeübt wird, damit sie gegen ihren ausdrücklichen Wunsch zur Geburt in die Klinik geht“,[5] und daß es bereit sei, Beschwerden von Frauen nachzugehen, die Schwierigkeiten haben, einen Arzt oder eine Hebamme zu finden, die zur Hausgeburt kommen. Der Gesundheitsminister David Ennals antwortete auf eine parlamentarische Anfrage,[6] daß „die Gesundheitsbehörden sicherstellen sollten, daß die medizinische Versorgung, die für eine möglichst sichere Hausgeburt notwendig ist, zur Verfügung steht", wenn eine Frau sich für eine Hausgeburt entscheidet. Auch wenn es wahrscheinlich angeraten wird, ist es doch für niemanden zwingend, zur Geburt in die Klinik zu gehen.

Grundsätzlich ist es in der BRD ähnlich. Auch wenn von offizieller Seite nicht ausdrücklich Stellung gegen die Hausgeburt bezogen wird, so sind doch inzwischen Bedingungen geschaffen worden, die einer Frau die Entscheidung für eine Hausgeburt schwermachen. Wenn sie ihr Kind zu Hause gebären will, liegt die Initiative bei ihr selbst. Sie kann nicht erwarten, wie sonst in unserem Gesundheitssystem üblich, eine passive Versorgungsempfängerin zu sein, sondern muß ihre Bedürfnisse selbst einschätzen und in die Realität umsetzen.

Noch vor 30 Jahren waren Hausgeburten in der BRD das Übliche. Für die Klinik war eine Verschreibung des Arztes notwendig. Ende der 70er Jahre gab es dann so gut wie keine Hausgeburten mehr. Inzwischen ist der Umfang der Technisierung in der Geburtenhilfe für viele Frauen so beängstigend geworden, daß sie sich der Fähigkeit ihres Körpers, ohne Eingriffe von außen ein Kind zu gebären, wieder bewußt zu werden beginnen. Mit dem Wunsch nach einer Hausgeburt stoßen sie bei den Gesundheitsbehörden und Medizinern jedoch auf großes Unverständnis. Sie können deshalb von dieser Seite nicht mit Unterstützung rechnen. Adressenlisten, die von Gesundheitsämtern verschickt werden, enthalten zum Beispiel nicht unbedingt verläßliche Informationen darüber, ob die aufgeführten Hebammen noch zu Hausgeburten kommen bzw. überhaupt Erfahrung mit Hausgeburten haben. In vielen Gebieten gibt es überhaupt keine frei praktizierenden Hebammen mehr.

In einzelnen Bundesländern werden häufig überhaupt keine Neuzulassungen für frei praktizierende Hebammen mehr erteilt, weil angeblich der Bedarf zurückgeht. Nach der bisherigen Gesetzgebung steht niedergelassenen Hebammen ein Mindestgehalt zu, das ihnen vom Staat gezahlt wird, wenn sie nicht in der Lage sind, durch Hausgeburten ein Existenzminimum zu verdienen. In Bayern beträgt dieses Mindestgehalt z. B. 600,– DM im Monat.

Frauen, die heute ihr Kind zu Hause zur Welt bringen wollen, stoßen also auf große Schwierigkeiten und Widerstände bei ihrer Suche nach einer Hebamme oder auch nach einem Arzt, die sie bei ihrem

Vorhaben unterstützen. In mehreren größeren Städten haben sich deshalb in letzter Zeit Initiativen zusammengefunden, die sich dafür einsetzen, daß neue Niederlassungen erteilt werden bzw. die Altersgrenzen für frei praktizierende Hebammen in bestimmten Fällen heraufgesetzt wird. Es wurden Unterschriften gesammelt und die Landesregierungen auf die herrschenden Mißstände hingewiesen. Diese Forderungen nach mehr Hebammen für Hausgeburten sind bisher auf wenig Widerhall bei den staatlichen Stellen und häufig auf Widerstand bei der Ärzteschaft gestoßen.

Bei jeder Geburt muß eine Hebamme dabei sein. Nach dem Hebammengesetz von 1938 sind sowohl die Frauen wie auch der Arzt, der zur Geburt dazukommt, verpflichtet, eine Hebamme hinzuzuziehen, und das auf jeden Fall nachträglich, falls es nicht schon während der Geburt möglich war. Diese Vorschrift soll nicht nur dafür sorgen, daß jede Hausgeburt medizinisch gut betreut wird, sie verhindert auch, daß das Tätigkeitsfeld der Hebammen in der BRD durch Ärzte oder Krankenschwestern ausgefüllt wird. Zu Recht wehren sich deshalb die Hebammen dagegen, daß im neuen Gesetzesentwurf der Bundesregierung zum Hebammengesetz der Arzt gleichberechtigt neben der Hebamme zur Leitung der Geburtshilfe befugt ist. Nach dem Gesetzentwurf würden übrigens auch die Niederlassungserlaubnis für freie Hebammen sowie die damit verbundene Garantie des Mindesteinkommens entfallen. Der Gesetzgeber geht in seiner 1970 verfaßten Begründung davon aus, daß sich „das Berufsbild der Hebamme ... in den letzten zwei Jahrzehnten durch die Verlagerung der Entbindung aus den Privathaushalten in die Kliniken entscheidend gewandelt“ hat. „Damit büßte die Hebamme aber auch ihre Monopolstellung ein; die Inanspruchnahme des Arztes nahm zunehmend größeren Raum ein.“ Der Gesetzgeber geht anscheinend davon aus, daß eine größere Beteiligung von Ärzten auch eine bessere Geburtshilfe garantiert. Aber der Ländervergleich mit Schweden und den Niederlanden (s. S. 73, S. 83) erweckt Zweifel an dieser Annahme.

Das alte Gesetz sieht übrigens noch vor, daß die Hebamme neben der eigentlichen Geburtshilfe auch für Schwangerenvorsorge und die Nachsorge zuständig ist. Die meisten Frauen suchen heute für die Vorsorge ihren Frauenarzt oder die Klinik auf, was als Folge der allgemeinen Entwicklung hin zur Klinikgeburt und hin zum Einsatz von Apparaturen und Labortests anzusehen ist. Eine Frau, die ihr Kind zu Hause zur Welt bringen möchte, sollte schon möglichst früh in ihrer Schwangerschaft einen persönlichen Kontakt zu ihrer Hebamme herstellen. Wünschenswert wäre es, wenn die Hebamme bei diesen Treffen wieder einen Teil der früher ihr zugefallenen Vorsorge übernehmen könnte, denn eine erfahrene Hebamme ist nicht selten mit ihrer persönlicheren und körpernäheren Untersuchungsmethode sehr wohl in der Lage, hauptsächlich auf technischen Daten beruhende Diagnosen zu vervollkommnen und manchmal auch in Frage zu stellen.

Die Hebamme kann die Geburt bis zum Schluß selbständig leiten und auch einen Dammschnitt machen, falls das notwendig sein sollte. Nähen darf sie jedoch nicht. Aus diesem Grund ist es wichtig, einen Arzt zu kennen, der bereit ist, ins Haus zu kommen. In einigen Fällen sind auch Kinderärzte sehr an Hausgeburten interessiert und übernehmen gerne die gesetzlich vorgesehenen Untersuchungen in den ersten Tagen nach der Geburt. Sie machen zum Beispiel eine Blutprobe für den Guthrie-Test (Untersuchung zur Feststellung einer angeborenen Stoffwechselkrankheit), der bei Geburten in der Klinik routinemäßig durchgeführt wird. Im Notfall können sie auch einen Riß oder Dammschnitt nähen und die Hebamme bei der Geburtshilfe und der Erstversorgung des Neugeborenen unterstützen. Deshalb ist es eine gute Idee, sich schon vor der Geburt nach einem Kinderarzt umzuschauen, einen Termin mit ihm auszumachen und Ihre Hausgeburtspläne mit ihm zu besprechen. Vielleicht ist er gerne bereit, Sie zu unterstützen.

Auf jeden Fall sollten Sie sich die Ihnen am nächsten gelegene, gut ausgerüstete Klinik anschauen, falls Sie doch dorthin müssen. Finden Sie heraus, wo die Notaufnahme ist und wie Sie auf dem schnellsten Weg hingelangen, falls es zu einer Notsituation kommen sollte. Sie könnten zum Beispiel zu einer der Vorsorgeuntersuchungen bzw. zu einer Ultraschalluntersuchung kurz vor der Geburt, falls Sie eine wünschen, in die Klinik Ihrer engeren Wahl gehen und dort das Klinikpersonal kennenlernen und vielleicht auch Ihre Daten für alle Fälle aufnehmen lassen. Diese Klinik sollte nach Möglichkeit eine Säuglingsintensivstation haben, damit das Kind, falls es ihm schlecht geht, nicht noch transportiert werden muß. Einige Städte unterhalten einen besonderen Notarztdienst für den Neugeborenentransport, falls das Baby in eine Intensivstation transportiert werden muß. Diese Einrichtung können Sie in Anspruch nehmen, falls Ihr Kind nach der Geburt eine intensive Versorgung braucht. Erkundigen Sie sich in einer Kinderklinik mit Neugeborenenintensivstation oder bei Ihrem Kinderarzt danach.

Wenn Sie glauben, daß Sie Ihr Kind am liebsten zu Hause zur Welt bringen möchten, sollten Sie als erstes mit Ihrem Arzt darüber reden, der möglicherweise Verständnis dafür hat und hilfsbereit ist. Viele Ärzte sind jedoch davon überzeugt, daß *alle* Kinder in der Klinik zur Welt kommen sollten. Es ist deshalb realistisch, damit zu rechnen, daß man Sie von Ihrem Vorhaben abzubringen versucht, und von einigen

Ärzten bekommen Sie vielleicht zu hören, Sie würden das Leben Ihres Kindes aufs Spiel setzen. (Eine Geburt kann niemals hundertprozentig sicher sein, und es sterben selbstverständlich Babys, ganz gleich, wo sie zur Welt kommen, in den meisten Fällen, weil sie ein zu geringes Geburtsgewicht haben.)

Wahrscheinlich sind Sie besonders empfindlich und erregt, wenn Sie dieses Thema mit Ihrem Arzt besprechen. Deshalb ist es ratsam, wenn Ihr Mann dabei ist und Sie sich die Ratschläge, die Sie bekommen, aufschreiben, so daß Sie sich alles nachher noch einmal nüchtern durch den Kopf gehen lassen können. Es ist nicht nötig, daß Sie kurzfristig Entscheidungen treffen. Sie können sagen: „Wir möchten uns das überlegen und miteinander besprechen."

Es gehört zur Verantwortung des Arztes, daß er zu Beginn der Schwangerschaft, wenn noch nicht festzustellen ist, ob in fünf oder sechs Monaten alles in Ordnung sein wird, keine festen Zusagen über eine Hausgeburt machen kann. Die meisten Ärzte, die grundsätzlich zustimmend sind, machen feste Zusagen erst unter der Voraussetzung, daß die Schwangerschaft ohne Komplikationen verläuft.

Wenn Sie eine Hausgeburt in Erwägung ziehen, so sollten Sie Ihrem Frauenarzt das mitteilen, *sobald die Schwangerschaft feststeht.* Vielleicht ist er bereit, zu einer Hausgeburt zu kommen, wenn die Schwangerschaft komplikationslos verläuft. Wenn nicht, dann haben Sie noch Zeit genug, alle Ihnen zur Verfügung stehenden Möglichkeiten herauszufinden. Vergessen Sie dabei nicht, daß viele junge Ärzte noch nie eine Hausgeburt gesehen haben und ihnen deshalb das Selbstvertrauen dazu fehlt, und daß viele ältere Ärzte in den letzten Jahren wenig Praxis hatten.

Sollte Ihnen Ihr Arzt nicht weiterhelfen können, dann rufen Sie am besten beim Gesundheitsamt an und lassen sich die Adressen von Ärzten und von niedergelassenen Hebammen geben, die bereit sind, zu einer Hausgeburt zu kommen. Die Adressen niedergelassener Hebammen können Sie sich auch vom Hebammenverband Ihres Bundeslandes[7] geben lassen. Nur noch wenige niedergelassene Hebammen machen ausschließlich Hausgeburten, die meisten arbeiten in einer Klinik und sind dann meist an die dortigen Schichtzeiten gebunden, so daß sie keine verbindlichen Zusagen machen können. Zwar sind die frei niedergelassenen Hebammen durch die Länderverordnungen (so zum Beispiel in Bayern) dazu verpflichtet, einer Hausgeburt den Vorrang vor einer gleichzeitigen Klinikgeburt zu geben, doch viele niedergelassene Hebammen haben feste Arbeitsverträge mit den Kliniken und geraten dadurch in einen Zwiespalt. In dieser Situation entscheiden sie sich dann häufig dafür, die Frau, die eine Hausgeburt machen möchte, an eine andere Hebamme zu verweisen oder sie zu überreden, mit ihr in die Klinik zu kommen. Es ist daher wichtig, daß Sie mit der Hebamme, die Sie ausfindig gemacht haben, genau über ihre Arbeitssituation und die Auswirkungen auf Ihre bevorstehende Geburt zu sprechen.

Am aussichtsreichsten bei der Suche nach einer Hebamme ist es, wenn Sie Kontakt zu Frauen aufnehmen, die ihr Kind zu Hause geboren haben. Dann können Sie auch gleichzeitig herausfinden, was für Erfahrungen die Frauen mit den einzelnen Hebammen gemacht haben.

Wenn Sie selbst keine Frauen mit Hausgeburtserfahrungen kennen, so finden Sie vielleicht am besten über das Frauenzentrum oder einen Frauenbuchladen in Ihrer Nähe Kontakt zu ihnen. Fragen Sie auch in Naturkostläden oder bei Einrichtungen der Anthroposophischen Gesellschaft (z. B. Steinerschulen und -kindergärten bzw. Waldorfschulen usw.) nach.

Auch über die Adressen auf S. 104 können Sie möglicherweise in Erfahrung bringen, wie Sie in Ihrer Nähe am besten eine Hebamme finden.

Wenn Sie eine Hebamme ausfindig machen können, die zu Hausgeburten kommt und Ihre Entscheidung für eine Hausgeburt feststeht, dann lassen Sie das die Hebamme wissen und besprechen Sie mit ihr, was Sie in die Wege leiten müssen. Wahrscheinlich versteht sie Ihre Beweggründe und hat selber an Hausgeburten sehr viel Freude. Wenn der Geburtstermin näherrückt, wird sie wahrscheinlich alle für die Geburt wichtigen Dinge mit Ihnen durchsprechen und Ihnen Krankenunterlagen mitgeben bzw. Ihnen auftragen, sich von Ihrem Arzt welche verschreiben zu lassen, die Sie sich rechtzeitig besorgen sollten. Gewöhnlich bringt die Hebamme die Wochenbettpackung, in der alle für die Versorgung des Babys notwendigen Dinge steril verpackt enthalten sind, zur Geburt mit. Sie brauchen nur für Abfalleimer, einige Gefäße und andere Gegenstände zu sorgen, die Sie wahrscheinlich sowieso im Haus haben. Normalerweise brauchen Sie die Möbel im Geburtszimmer nicht umzustellen, es ist jedoch ratsam, daß das Bett im rechten Winkel zur Wand steht und von Ihrer rechten Seite zugänglich ist.

Die Hebamme wird wahrscheinlich wissen wollen, wer Sie in der ersten Woche nach der Geburt versorgt, denn Sie sollten sich dann erholen können. Bei der Krankenkasse können Sie die Kostenerstattung für Hauspflege in den ersten zehn Tagen nach der Geburt beantragen. Am besten tun Sie das schon vor der Geburt. Bedingung ist, daß niemand aus der Verwandtschaft da ist, der die Familie versorgen könnte, und meistens auch, daß ein jüngeres Kind in Ihrem Haushalt lebt. Sie benötigen eine Bestätigung Ihres Arztes oder Ihrer Hebamme, daß Sie in dieser Zeit Hauspflege benötigen. Sie müssen sich selber jemanden suchen, der diese Arbeit übernimmt. Das kann eine Freundin oder jemand aus dem Bekanntenkreis sein, eine besondere Ausbildung ist hierfür nicht erforderlich. Bestehen Sie auf diesem Anspruch, auch wenn Sie zunächst abgewiesen werden sollten. Viele Frauen, die zu Hause geboren haben, bekamen diese Kosten inzwischen erstattet, zum Teil sogar auch dann, wenn kein weiteres Kind zum Haushalt gehörte.

Die Wochenpflege übernimmt in den ersten zehn Tagen die Hebamme, die nach Ihnen schaut, Ihr Baby badet und die Nabelpflege macht.

Geburtsvorbereitung

Alle, die eine Hausgeburt planen, tun gut daran, an einem Vorbereitungskurs teilzunehmen. Versuchen Sie, einen Kurs für Paare und nicht ausschließlich für werdende Mütter ausfindig zu machen. Über folgende Adressen können Sie vielleicht in Erfahrung bringen, wo in Ihrer Nähe es solche Geburtsvorbereitungskurse gibt:

Beim Frauenzentrum Ihrer Stadt

Bei den Beratungsstellen der Pro familia, die Sie im Telefonbuch finden oder über folgende Adresse erfahren:
Pro familia, Cronstetterstr. 30, 6000 Frankfurt 1

Zeitschrift ELTERN, Leserdienst, Neherstr. 9, 8000 München 80

Beratungsstelle für Natürliche Geburt, Richard-Wagner-Str. 9, 8000 München 2

Gesellschaft für Geburtsvorbereitung e. V., Postfach, 6104 Seeheim bei Darmstadt

Arbeitsgemeinschaft für psychoprophylaktische Geburtsvorbereitung, c/o Frau Dr. Edeltraud Sießl, Amtsstr. 1, 6719 Kirchheim-Bolanden

Schwangerenberatung im Kulturladen Nord, Wurzelbauerstr. 35, 8500 Nürnberg 10

WESPE, Institut für Humanistische Psychologie, Goerdtstr. 7, 5180 Eschweiler

Auch mein Buch über Geburtsvorbereitung, *Natürliche Geburt,* wird, so hoffe ich, eine Hilfe für Sie sein.

Für Paare, die eine Hausgeburt planen, ist es wichtig, daß in dem Kurs sehr viel Information vermittelt und ein umfassendes Verständnis der Vorgänge ermöglicht wird, Wissen also, das eine Frau, die sich auf andere verläßt, wenn ihr Kind zur Welt kommt, vielleicht nicht so nötig braucht. Der Kurs sollte mindestens sechs Doppelstunden umfassen, es sollte ausreichend Gelegenheit zu Fragen und Gesprächen bestehen. Es sollte besonders auch auf die Partner und deren Rolle bei der Geburt eingegangen werden und dabei sollten sowohl die körperlichen Vorgänge wie auch die möglichen Empfindungen der Frau während der verschiedenen Geburtsphasen und die Möglichkeiten des Partners, ihr zu helfen, zur Sprache kommen. Dabei sollten ausführlich die verschiedenen Arten von Wehen behandelt werden und wie man zum Beispiel mit Wehen umgehen kann, die mit starken Rückenschmerzen verbunden sind. Es sollten alle die Dinge zur Sprache kommen, die sich erschwerend auf die Geburt auswirken und besprochen werden, wie der Frau dabei geholfen werden kann, mit ihren Schmerzen und Beschwerden umzugehen. Eine gesunde Lebensweise und Entspannung während der Schwangerschaft, emotionale Gesichtspunkte bei der Vorbereitung auf die Geburt, die Empfindungen während der Wehen und bei der Geburt, das alles sollte ausführlich behandelt werden. Kurse, die speziell auf eine Klinikgeburt abgestimmt sind, nützen den Paaren, die ihr Kind zu Hause zur Welt bringen wollen, wenig. Es ist wichtig, eine Geburtsvorbereiterin zu finden, die weiß, worauf es bei einer Hausgeburt ankommt, und die psychologische Unterstützung bieten kann.

Alle, die bei der Geburt dabei sind, sollten darüber Bescheid wissen, wie die Frau sich vorbereitet hat, und grundlegende Kenntnisse haben über die verschiedenen Atmungsarten, Entspannungstechniken und Geburtspositionen, die die Frau vielleicht gerne einnehmen möchte, sie sollten die Massagetechniken und andere Mittel zur Schmerzlinderung kennen, die der Partner möglicherweise anwenden kann, und vor allem mit den Begriffen und Redewendungen vertraut sein, durch die die Frau am besten dazu bewegt werden kann, jeweils angemessen auf die Wehen und die verschiedenen körperlichen Belastungszustände wie zum Beispiel den Druck des kindlichen Kopfes gegen den Mastdarm und den After zu reagieren.

Dinge, die bei einer Hausgeburt wichtig sind

Es sollte ein Auto zur Verfügung stehen (vollgetankt), um die Frau nötigenfalls in die Klinik zu fahren.

Es sollte ein Telefonanschluß in der Wohnung oder gegebenenfalls bei Nachbarn vorhanden sein. Eine Liste wichtiger Telefonnummern (der Hebamme, des Arztes, der Klinik usw.) sollte in unmittelbarer Nähe angebracht werden.

Notwendig sind fließendes Wasser, nach Möglichkeit auf der gleichen Etage wie das Geburtszimmer, und eine Toilette, die von dort aus möglichst schnell zu erreichen ist. Das Geburtszimmer muß nicht unbedingt das Schlafzimmer sein. Nützlich ist ein elektrischer Wassertopf, mit dem im Geburtszimmer Wasser erhitzt werden kann, selbst, wenn er nur dazu dient, in einer Thermoskanne Tee zu machen.

Einige Frauen bevorzugen zwar für die Geburt eine Matratze auf dem Boden, doch wenn die Hebamme nicht gewohnt ist, auf dem Fußboden zu sitzen, dann kann das eine große Belastung für ihren Rücken sein. Wahrscheinlich gebären die meisten Frauen im Bett, doch sollte die Matratze nicht zu weich sein. Einige Wochen vor der Geburt können Sie eine Gummimatte aufs Bett legen für den Fall, daß Sie nachts einen Blasensprung haben. Ein Chaiselongue (ein Sofa, das keine Seitenlehnen hat) ist manchmal sehr bequem, weil die Frau dort gut abgestützt sitzen kann und am unteren Ende bei der Geburt für die Hebamme genügend Platz zum Sitzen ist. Auch zwei Sitzsäcke, die mit abwasch- oder waschbarem Material überzogen sind, können sehr nützlich sein. Auf einen setzt sich die Frau und benützt den anderen als Stütze im Rücken. Diese Säcke bieten guten Halt und bilden eine ebene, feste Unterlage. Die Frau kann so auf dem Boden sitzen, oder auf dem Bett, wenn das für die Hebamme bequemer ist. Eine andere Möglichkeit, damit die Frau während der Wehen gut abgestützt ist, sind Schaumgummikeile, wie sie oft auch in Vorbereitungskursen verwendet werden. Es gibt eine extra für diesen Zweck angefertigte Rückenstütze, die aus zwei verschiedenen geschäumten Kunststoffen besteht, deren Form an die Rückenkrümmung einer schwangeren Frau kurz vor dem Geburtstermin angepaßt worden ist. Sie ist mit Frotteestoff überzogen (Abb. 2, 3). Für eine einzige Familie wäre diese Anschaffung sicherlich zu teuer, und in England kann sie in Geburtszentren und bei anderen Organisationen ausgeliehen werden. Diese Rückenstütze heißt *Kitzinger Cushion* und kann von der Firma Sylvester Furniture, Little Clarendon Street, Oxford bezogen werden. Sie kostet ungefähr 42,50 Pfund zuzüglich Versandkosten.

Zusätzliche Kissen sind immer gut.

Ein großer Vorteil bei der Hausgeburt liegt darin, daß Sie sich nicht ins Bett legen müssen, solange Ihnen nicht danach zumute ist, und wenn Ihnen eine bequeme alternative Möglichkeit zur Verfügung steht, um Ihr Kind zu gebären, brauchen Sie sich überhaupt nicht ins Bett zu legen.

Wie wir im 2. Kapitel schon gesehen haben, wird das flache Liegen im Bett heute als Hauptursache für einen verringerten Blutfluß über die Plazenta zum Baby angesehen. Diese Lage kann außerdem bei der Frau zu einem starken Absinken des Blutdrucks und dadurch zu Übelkeit, Benommenheit und Ohnmacht führen. Dazu kommt es, weil in flacher Rückenlage gegen Ende der Schwangerschaft die stark vergrößerte Gebärmutter gegen die untere Hohlvene und die untere Aorta drückt (s. S. 19). Denken Sie bei der

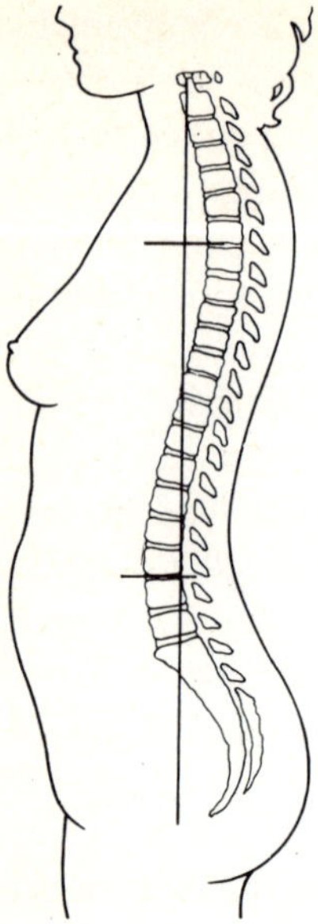

2. Die Veränderung der Wirbelsäulenkrümmung im unteren Bereich gegen Ende der Schwangerschaft.

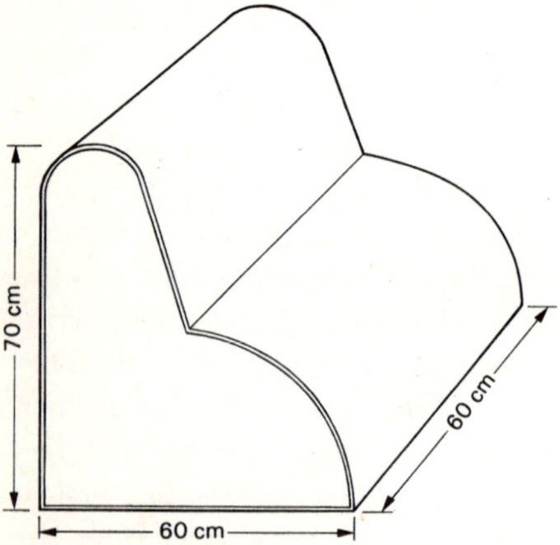

3. Das Kitzinger-Kissen.

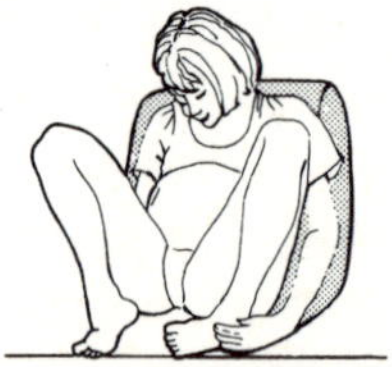

Eine bequeme Haltung in der Preßphase.

Vorbereitung auf die Hausgeburt über alle möglichen bequemen Sitzgelegenheiten, Möglichkeiten, den Rücken abzustützen, und Bewegungen nach, die Ihnen vielleicht angenehm sein könnten und durch die der Blutfluß durch die Plazenta nicht behindert und gleichzeitig der Durchtritt des kindlichen Kopfes unterstützt wird, indem die Schwerkraft zur Wirkung kommen kann.

Wenn eine Frau Wehen hat, die mit starken Rückenschmerzen verbunden sind, was oft bei der hinteren Hinterhauptslage (wenn das Gesicht des Kindes nach vorn und nicht zum Rücken der Frau zeigt) der Fall ist, dann ist Sitzen oder eine Haltung, bei der ihre Wirbelsäule belastet wird, für sie unbequem. Es tut ihr dann sehr gut, wenn ihr Rücken massiert wird oder jemand mit der Handfläche oder den Fingerknöcheln festen Druck auf ihr Kreuz ausübt. Vielleicht fühlt sie sich dann auf allen Vieren oder knieend vorn übergebeugt mit einem Sitzsack unter sich am wohlsten. Auch große Sitzkissen können zusammengestapelt und mit einem sauberen Bettuch bedeckt werden, doch ist es schwieriger, sie so anzuordnen, daß sie ihre Form nicht verlieren.

Es sollte eine zusätzliche Heizquelle zur Verfügung stehen (nach Möglichkeit strahlende Wärme, auch über dem Wickeltisch), damit die Temperatur im Geburtszimmer kurz vor der Geburt sehr schnell gesteigert werden kann, wenn es draußen kalt ist, damit es das Baby bei seiner Ankunft schön warm hat. Wenn es draußen sehr heiß ist, kann ein Ventilator sehr hilfreich sein, der aber wegen der Zugluft abgeschaltet werden muß, sobald das Baby kommt.

Es sollte genügend Licht da sein, doch sollte die Frau dadurch nicht geblendet werden. Eine flexible Stativ- oder Stehlampe ist wichtig, damit in der Geburtsphase – und falls später genäht werden muß – der Damm ausreichend beleuchtet werden kann. Das Zimmer kann dann normalerweise abgedunkelt werden, sobald das Baby geboren ist und eine gute Atmung aufgenommen hat.

Am einfachsten ist es, wenn alle kleinen Gegenstände, die

bei der Geburt vielleicht gebraucht werden, auf einem Tischchen oder Servierwagen neben dem Bett der Mutter aufgebaut sind. Legen Sie alles auf ein sauberes, frisch gebügeltes Tuch und bedecken Sie es mit einem zweiten. Einige Dinge können in Kunststoffbeuteln aufbewahrt werden, bis man sie benötigt. Die ganzen sterilen Instrumente, die gebraucht werden, bringt die Hebamme mit. Wenn diese Dinge nicht zur Verfügung stehen, muß für folgendes gesorgt sein: Eine dicke Papierschicht, um die Matratze abzudecken. Lagen aus Zeitungspapier, die mit einem Bettuch bedeckt werden, erfüllen diesen Zweck. Krankenunterlagen, die aus mehreren Schichten weichen Zellstoffs und einer Plastikschicht als Oberfläche bestehen oder Papierwindeln sind sehr nützlich, um sie beim Sitzen unterzulegen und reichen meistens als Matratzenschutz aus. Wenn von der Hebamme keine Wochenbettpackung und sterile Instrumente zur Verfügung stehen, benötigen Sie außerdem diese Dinge:

Schuhbänder oder dünne Schnur, die vorher ausgekocht werden sollten, um die Nabelschnur abzubinden. Die Nabelschnur wird an zwei Stellen abgebunden oder abgeklemmt und dazwischen durchtrennt.

Ein Thermometer. Die Temperatur der Mutter sollte einige Stunden nach der Geburt, in den ersten drei Tagen zweimal täglich und danach einmal am Tag gemessen werden. Oft kommt es zu einem Temperaturanstieg, wenn die Milch am dritten Tag einschießt und sie einen Milchstau hat, doch es kann auch bedeuten, daß eine Infektion vorliegt. Wenn die Temperatur nicht zurückgeht, nachdem der Milchstau durch häufiges Anlegen des Babys, Abdrücken der Milch und kalte Kompressen behoben worden ist, sollte der Arzt verständigt werden.

Einige Mulltupfer, die in einer sauberen Kuchenform bei einer Temperatur von 160° C im Backofen sterilisiert werden können. Sie sind praktisch, um das Gesicht des Babys nach der Geburt abzuwischen und um vorsichtig den Nabelstumpf zu säubern, wenn das nötig ist.

Mit dem Pappzylinder einer Toilettenpapierrolle kann der Vater die kindlichen Herztöne hören. Die Hebamme bringt ein Holzstethoskop mit. Manche Hebammen haben heute schon ein elektronisches Stethoskop, mit dem sie bis kurz vor Durchtritt des kindlichen Kopfes und auch nicht nur in Rückenlage der Frau die Herztöne des Kindes abhören können. Dieses Gerät ermöglicht auch, daß alle die Herztöne mithören können, was manchmal eine große Ermutigung sein kann.

Weizenkeimöl zur Massage (auch schon während der Schwangerschaft), um den Damm geschmeidig zu machen.

Eine antiseptische Lösung, die das empfindliche Dammgewebe nach Möglichkeit nicht reizen sollte.[8] Zur Dammspülung verwendet man am besten abgekochtes Wasser, das angenehm temperiert ist und aus einem Krug unter Zusatz von etwas antiseptischer Lösung über den Damm gegossen wird. Verwenden Sie keine Tupfer oder Waschlappen. Besser noch ist ein Bidet.

Eine große Schüssel aus hitze- und chemikalienbeständigem Glas oder einem anderen Material, das leicht zu säubern ist, um die Nachgeburt aufzunehmen. Eine kleinere Schüssel oder ein Marmeladenglas mit antiseptischer Lösung, um das Thermometer und die Schere zum Durchtrennen der Nabelschnur darin aufzubewahren.

Einen Meßbecher, um nach der Geburt den Blutverlust bestimmen zu können.

Plastikbeutel für gebrauchte Binden usw.

In den ersten Tagen nach der Geburt ist die größte Bindensorte am besten. Die Binden sollten häufig gewechselt werden, deshalb sollten Sie vier Packungen besorgen. Auch Flieswindeln sind in den ersten Tagen gut geeignet.

Zäpfchen oder ein Einwegirrigator, falls sie wirklich benötigt werden sollten.

Einen Wecker oder eine Armbanduhr mit einem Sekundenzeiger, um die Wehendauer und die Frequenz der Herztöne feststellen zu können. Letztere sollte zwischen 120 und

160 pro Minute betragen. Zählen Sie 15 Sekunden lang und multiplizieren Sie mit vier.

Zerhackte Eiswürfel, die die Mutter während der Wehen lutschen kann.

Zwei Naturschwämme, die in Eiswasser getaucht werden, um die Frau damit zu erfrischen.

Ein Eimer, auf den sich die Frau während der Geburtsarbeit hocken kann, um Wasser zu lassen. Sie sollte etwa alle 60 bis 90 Minuten ihre Blase entleeren.

Ein Waschlappen.

Eine Haarbürste und Haarbänder oder etwas ähnliches, um ihr Haar zusammenzuhalten, falls es lang ist und ihr heiß wird.

Ein kleiner Blumensprüher, wie er für Zimmerpflanzen benutzt wird. Er kann mit eiskaltem Wasser gefüllt werden, um damit das Gesicht der Frau zu erfrischen. Statt dessen kann auch Evian verwendet werden, das es in Aerosolsprühdosen gibt. In Frankreich gibt es Orangenblütenwasser in Aerosolspraydosen, das sehr erfrischend ist. Sie können sich in der Apotheke Orangenblütenwasser besorgen und es in den Blumensprüher füllen.

Eine Kamera, falls Sie fotografieren möchten.

Ein Tondbandgerät oder ein Plattenspieler, wenn Ihnen während der Geburtsarbeit nach Musik zumute ist.

Blumen, ein Bild oder irgendein schöner Gegenstand, auf den sich die Frau während schwieriger Wehen konzentrieren kann.

Eine Wärmflasche oder ein mit Plastikfolie geschütztes Heizkissen (es könnte feucht werden), falls es der Frau kalt wird. Es kann an ihren Füßen oder am Rücken sehr wohltuend sein.

Zwei oder drei Camping-Kühlelemente, eines halbgefroren, falls ihr eine kalte Linderung angenehm ist (zum Beispiel bei Rückenschmerzen), und ein warmes, das in einem Topf mit heißem Wasser erwärmt wird, um es statt einer Wärmflasche im Kreuz, im unteren Bereich der

Gebärmutter oder zwischen den Oberschenkeln anzuwenden.

Honig für den Anfang der Geburtsarbeit, falls die Wehen langsam in Gang kommen. Ein gedecktes Tablett und Himbeerblättertee (im Naturkostladen) oder anderen Tee zum Nippen. Einige Zitronen und eine Zitronenpresse, um einen eisgekühlten Zitronensaft zuzubereiten. Etwas Nahrhaftes für die Helfer. Essen und Trinken für die Feier nach der Geburt.

Talkumpuder, der bei der Massage leicht auf die Haut gestäubt wird.

Ein weiches Frotteetuch oder ein Moltonlaken, um das Baby darin einzuwickeln.

Etwas Warmes, Leichtes, um Mutter und Baby nach der Geburt damit zuzudecken. Eine Steppdecke ist gut geeignet. Die meiste Wärme verliert das Baby am Kopf. Um den Kopf des Babys kann ein weiches Tuch gelegt werden, so daß es schön warm bleibt.

Frisches Bettzeug, um das Bett neu zu überziehen.

Handtücher, Seife.

Eine Waage, um das Baby zu wiegen.

Kamillosan oder Kamillentee für Sitzbäder oder zum Spülen.

Doch sehr viel wichtiger als alle diese Gegenstände ist eine *friedvolle, ruhige, gelassene Atmosphäre.*

Ein Schulheft ist praktisch, um Aufzeichnungen über die Geburt zu machen. Teilen Sie es in Spalten auf für die Zeit und die körperlichen Vorgänge, d. h. die Dauer der Wehen und die Pausen dazwischen, die Eröffnung des Muttermundes, die Herztöne des Babys, wann die Frau ihre Blase entleert hat, ihren Puls, ihren Blutdruck, eine Notiz, wann die Fruchtblase gesprungen ist, wann die Austreibungsphase begonnen hat usw.

In einer weiteren Spalte halten Sie fest, wie die Frau sich in dieser Phase ihrer Geburtsarbeit verhält und wie ihr zumute ist. Beschreiben Sie ihr subjektives Erleben der Wehen, zum Beispiel Druck und Völlegefühl, Schmerzen, Ziehen, Schläfrigkeit, wieviel Kraft sie braucht usw. Zu Beginn der Eröffnungsphase macht die Frau diese Aufzeichnungen vielleicht selbst, später übernimmt das dann der Mann. Während der Austreibungsphase werden beide so beschäftigt sein, daß sie darüber wahrscheinlich erst unmittelbar nach der Geburt Aufzeichnungen machen können. Doch diese Notizen bedeuten für Sie, daß Sie zusammenhängende Aufzeichnungen über die Geburt haben. Wenn die Wehen sehr allmählich einsetzen, vergißt man leicht, was vor ein paar Stunden vor sich gegangen ist und wann, wenn man später die Hebamme oder den Arzt darüber informieren möchte, und mit Hilfe der Notizen können die Eltern den anfänglichen Verlauf der Eröffnungsphase genau beschreiben, ganz gleich, ob sie eine Hausgeburt oder eine Klinikgeburt planen.

Nach der Geburt kann durch Eau de Cologne, einen Deodorantstift und ein frisches Nachthemd dafür gesorgt werden, daß die Mutter sich erfrischt fühlt. Unter Umständen hat sie auch großen Appetit, weshalb gleich etwas zu trinken und etwas Kräftigendes zum Essen bereitstehen sollte.

Ihre Eltern

Sollten Sie zu Ihren Eltern keine völlig entspannte Beziehung haben und sich nicht einig sein, was die Versorgung und Ernährung des Babys anbelangt, dann ist es wahrscheinlich das beste, das Angebot einer werdenden Großmutter nicht anzunehmen, die zur Geburt und in der Zeit danach zu Ihnen kommen möchte. Junge Eltern sind einer ziemlichen Belastung ausgesetzt, und selbst wenn sie sich in Hochstimmung befinden und glücklich sind, so ist das doch nicht die beste Zeit, um sich den Schwierigkeiten der Elternbeziehung auszusetzen. Wenn man von starken Gefühlen in Anspruch genommen ist, neigt man auch dazu, den Bedürfnissen anderer Menschen gegenüber weniger aufmerksam und rücksichtsvoll zu sein. Die Eltern brauchen Zeit allein mit sich und ihrem Baby, damit sie sich kennenlernen. Besonders nach der Geburt des ersten Kindes müssen sie sich in ihre Rolle als Eltern und in ihre veränderte Beziehung erst hineinfinden. Denn auch wenn Sie hoffen, daß sich nichts verändert und Sie so weitermachen können wie bisher, wird sich die Geburt mit aller Wahrscheinlichkeit auf Ihre gesamte Lebensweise auswirken, und Sie werden feststellen, daß sich Ihre Interessen zumindest eine Zeitlang ganz auf das Baby konzentrieren und daß Sie Ihren Partner oder Ihre Partnerin jetzt als Vater oder Mutter und nicht nur als Mann oder Frau in einem neuen Licht sehen. Viele der Dinge, die Sie aneinander und an sich selber entdecken, werden Sie dann als positiv und bereichernd empfinden. Anderes ist für Sie vielleicht anfangs ärgerlich, so daß Sie sich darauf emotional erst einstellen müssen.

Jede junge Mutter muß in einer ungestörten persönlichen Beziehung erst ihren eigenen Weg im Umgang mit ihrem Baby finden. Die Ratschläge von anderen Leuten sind dabei gewöhnlich nicht besonders hilfreich. Selbst wenn Sie nur das *Gefühl* haben, daß Ihre Mutter mißbilligt, wie oft Sie das Baby stillen oder wie Sie mit ihm umgehen, kann das zu Spannungen im Verhalten ihr gegenüber führen. Und eine Großmutter, die sich fest vorgenommen hat, sich nicht einzumischen, aber gerne helfen möchte, geht dann abends ins Bett und liegt trotz aller guten Vorsätze schlaflos im Bett, macht sich Sorgen darüber, wie ihre Tochter mit dem Baby umgeht, oder macht sich Gedanken über Ihre Ehe und Ihre seelische Stabilität. Deshalb ist es wahrscheinlich ratsamer, die Eltern einzuladen, wenn Sie die erste Zeit der Anpassung an das Leben mit dem Baby überstanden und sich mit einigem Selbstvertrauen im Elterndasein eingerichtet haben.

Deshalb ist es die beste Lösung, sich genügend Hilfe zu sichern, wenn der Mann eine oder zwei Wochen Urlaub nimmt und es so einrichtet, daß er danach möglichst hin und wieder einen Tag freinehmen kann.

Ich meine, daß wir eine neue Einrichtung schaffen sollten, die *Babyflitterwochen*, den *Babymoon*, ähnlich dem Honeymoon, den Flitterwochen nach der Hochzeit, denn beide Eltern gehen eine Verbindung mit ihrem neugeborenen Baby ein:[9] Mutter, Vater und Baby sollten in einem besonderen Zeitabschnitt ihres Lebens eine Zeitlang so ungestört wie möglich allein miteinander sein. Einen großen Teil dieser Zeit können sie tatsächlich im Bett miteinander verbringen. Wenn also jemand da ist, der saubermacht, kocht oder wäscht (eine unschätzbare Hilfe), dann ist es besser, daß er täglich ein paar Stunden oder einige Male in der Woche kommt und nach Möglichkeit nicht ständig anwesend ist. Sagen Sie Ihren Freunden und Verwandten, was Sie vorhaben, und vielleicht überlegen Sie sich auch, ob Sie ein Schild an die Eingangstür hängen: „Baby angekommen: Eltern ruhen sich aus."

Wenn Sie Ihr zweites Kind bekommen, dann läßt sich das nicht so leicht bewerkstelligen. Doch wenn Ihr älteres Kind in eine Babygruppe oder in den Kindergarten geht, dann nützen Sie diese Zeit zum Ausruhen und versuchen Sie nicht, jetzt alles zu erledigen, was liegengeblieben ist. Genießen Sie die gemeinsame Zeit mit dem Baby zusammen, so kurz sie auch sein mag. Vielleicht kommt Ihnen das ziemlich verwerflich vor, doch das gibt dem Ganzen seinen Reiz. Schließen Sie die Tür ab, legen Sie sich ins Bett und genießen Sie es, mit Ihrem Baby zusammen zu sein.

Wie Sie den voraussichtlichen Geburtstermin herausfinden

Machen Sie in der oberen Reihe der Tabelle 7 den Tag Ihrer letzten Periode ausfindig. Die kursiv gedruckte Zahl darunter gibt das Datum nach Ablauf von 280 Tagen oder zehn Monaten mit je 28 Tagen an. Das ist Ihr voraussichtlicher Geburtstermin.

Tabelle 7

Januar	1	2	3	4	5	6	7	8	9	10	11	12	13	14	15	16	17	18	19	20	21	22	23	24	25	26	27	28	29	30	31	
Oktober	*8*	*9*	*10*	*11*	*12*	*13*	*14*	*15*	*16*	*17*	*18*	*19*	*20*	*21*	*22*	*23*	*24*	*25*	*26*	*27*	*28*	*29*	*30*	*31*	*1*	*2*	*3*	*4*	*5*	*6*	*7*	*November*
Februar	1	2	3	4	5	6	7	8	9	10	11	12	13	14	15	16	17	18	19	20	21	22	23	24	25	26	27	28				
November	*8*	*9*	*10*	*11*	*12*	*13*	*14*	*15*	*16*	*17*	*18*	*19*	*20*	*21*	*22*	*23*	*24*	*25*	*26*	*27*	*28*	*29*	*30*	*1*	*2*	*3*	*4*	*5*				*Dezember*
März	1	2	3	4	5	6	7	8	9	10	11	12	13	14	15	16	17	18	19	20	21	22	23	24	25	26	27	28	29	30	31	
Dezember	*6*	*7*	*8*	*9*	*10*	*11*	*12*	*13*	*14*	*15*	*16*	*17*	*18*	*19*	*20*	*21*	*22*	*23*	*24*	*25*	*26*	*27*	*28*	*29*	*30*	*31*	*1*	*2*	*3*	*4*	*5*	*Januar*
April	1	2	3	4	5	6	7	8	9	10	11	12	13	14	15	16	17	18	19	20	21	22	23	24	25	26	27	28	29	30		
Januar	*6*	*7*	*8*	*9*	*10*	*11*	*12*	*13*	*14*	*15*	*16*	*17*	*18*	*19*	*20*	*21*	*22*	*23*	*24*	*25*	*26*	*27*	*28*	*29*	*30*	*31*	*1*	*2*	*3*	*4*		*Februar*
Mai	1	2	3	4	5	6	7	8	9	10	11	12	13	14	15	16	17	18	19	20	21	22	23	24	25	26	27	28	29	30	31	
Februar	*5*	*6*	*7*	*8*	*9*	*10*	*11*	*12*	*13*	*14*	*15*	*16*	*17*	*18*	*19*	*20*	*21*	*22*	*23*	*24*	*25*	*26*	*27*	*28*	*1*	*2*	*3*	*4*	*5*	*6*	*7*	*März*
Juni	1	2	3	4	5	6	7	8	9	10	11	12	13	14	15	16	17	18	19	20	21	22	23	24	25	26	27	28	29	30		
März	*8*	*9*	*10*	*11*	*12*	*13*	*14*	*15*	*16*	*17*	*18*	*19*	*20*	*21*	*22*	*23*	*24*	*25*	*26*	*27*	*28*	*29*	*30*	*31*	*1*	*2*	*3*	*4*	*5*	*6*	*7*	*April*
Juli	1	2	3	4	5	6	7	8	9	10	11	12	13	14	15	16	17	18	19	20	21	22	23	24	25	26	27	28	29	30	31	
April	*7*	*8*	*9*	*10*	*11*	*12*	*13*	*14*	*15*	*16*	*17*	*18*	*19*	*20*	*21*	*22*	*23*	*24*	*25*	*26*	*27*	*28*	*29*	*30*	*1*	*2*	*3*	*4*	*5*	*6*	*7*	*Mai*
August	1	2	3	4	5	6	7	8	9	10	11	12	13	14	15	16	17	18	19	20	21	22	23	24	25	26	27	28	29	30	31	
Mai	*8*	*9*	*10*	*11*	*12*	*13*	*14*	*15*	*16*	*17*	*18*	*19*	*20*	*21*	*22*	*23*	*24*	*25*	*26*	*27*	*28*	*29*	*30*	*31*	*1*	*2*	*3*	*4*	*5*	*6*	*7*	*Juni*
September	1	2	3	4	5	6	7	8	9	10	11	12	13	14	15	16	17	18	19	20	21	22	23	24	25	26	27	28	29	30		
Juni	*8*	*9*	*10*	*11*	*12*	*13*	*14*	*15*	*16*	*17*	*18*	*19*	*20*	*21*	*22*	*23*	*24*	*25*	*26*	*27*	*28*	*29*	*30*	*1*	*2*	*3*	*4*	*5*	*6*	*7*		*Juli*
Oktober	1	2	3	4	5	6	7	8	9	10	11	12	13	14	15	16	17	18	19	20	21	22	23	24	25	26	27	28	29	30	31	
Juli	*8*	*9*	*10*	*11*	*12*	*13*	*14*	*15*	*16*	*17*	*18*	*19*	*20*	*21*	*22*	*23*	*24*	*25*	*26*	*27*	*28*	*29*	*30*	*31*	*1*	*2*	*3*	*4*	*5*	*6*	*7*	*August*
November	1	2	3	4	5	6	7	8	9	10	11	12	13	14	15	16	17	18	19	20	21	22	23	24	25	26	27	28	29	30		
August	*8*	*9*	*10*	*11*	*12*	*13*	*14*	*15*	*16*	*17*	*18*	*19*	*20*	*21*	*22*	*23*	*24*	*25*	*26*	*27*	*28*	*29*	*30*	*31*	*1*	*2*	*3*	*4*	*5*	*6*		*September*
Dezember	1	2	3	4	5	6	7	8	9	10	11	12	13	14	15	16	17	18	19	20	21	22	23	24	25	26	27	28	29	30	31	
September	*7*	*8*	*9*	*10*	*11*	*12*	*13*	*14*	*15*	*16*	*17*	*18*	*19*	*20*	*21*	*22*	*23*	*24*	*25*	*26*	*27*	*28*	*29*	*30*	*1*	*2*	*3*	*4*	*5*	*6*		*Oktober*

6. Suchtmittel, Medikamente und Ernährung während der Schwangerschaft

Diejenigen, die in der Geburt hauptsächlich einen medizinischen Vorgang sehen, messen geburtshilflichen Eingriffen während der Geburtsarbeit die Hauptbedeutung bei. Diejenigen, für die die Geburt eine bedeutsame psychische und gesellschaftliche Erfahrung ist, in deren Verlauf die Frau die Verantwortung für ihren eigenen Körper übernimmt, legen den Hauptwert auf die Vorbeugung gegen Krankheit und Fehlfunktionen, die auf einer gesunden Lebensweise und der Gewährleistung optimaler Bedingungen für Mutter und Kind während der gesamten Schwangerschaft beruht. Die Frau und ihr ungeborenes Kind sind neun Monate lang in einer Partnerschaft miteinander verbunden. Obwohl regelmäßige Vorsorgeuntersuchungen sehr wichtig sind, kann durch sie nicht sichergestellt werden, daß die Umgebung, in der der Fötus heranwächst, nicht durch Giftstoffe schädigend beeinträchtigt wird. Giftige Stoffe aus der Umwelt, in der die Mutter lebt, aus der Nahrung, die sie zu sich nimmt, aus der Luft, die sie atmet, den Medikamenten, die sie nimmt, und hervorgerufen durch die Ängste und Aufregungen, die sie vielleicht durchmacht, das alles kann sich in gewisser Weise auf diese Partnerschaft auswirken.

Wenn eine Frau ihre Autonomie während der Schwangerschaft und der Geburt wahren möchte, sollte sie sogar schon vor der Empfängnis die Umgebung, in der sie lebt, und ihre Lebensweise einer Prüfung unterziehen, um herauszufinden, wie sie Bedingungen schaffen kann, die die bestmöglichen Voraussetzungen für eine Hausgeburt bieten. Sie hat das Recht, ihr Kind zu Hause zur Welt zu bringen, wenn sie das gerne möchte. Außerdem liegt es während der Schwangerschaft in ihrer Verantwortung, dazu beizutragen, daß ihr Kind die besten Aussichten hat, sein Leben unversehrt und gesund zu beginnen. Und sie trägt auch die Verantwortung gegenüber sich selbst, gut für ihren Körper zu sorgen und ihr Muttersein voller Lebenskraft aufzunehmen. Das kann ihr niemand abnehmen.

Mir ist klar, daß die folgenden Abschnitte eine recht beunruhigende Wirkung haben können. Lesen Sie sie tagsüber und am *Anfang*, nicht gegen Ende der Schwangerschaft.

Suchtmittel und Medikamente während der Schwangerschaft

Keine schwangere Frau sollte rauchen. Rauchen schadet nicht nur ihrer Gesundheit, sondern auch der ihres Babys. Wenn eine schwangere Frau raucht, gelangen giftige Stoffe in den kindlichen Blutkreislauf und die spontanen Atembewegungen, mit denen das Baby die Bewegungen übt, die es nach der Geburt beim Atmen ausführt, werden unterbrochen. Tatsächlich wird das Baby zum Husten und Schniefen gebracht. Die kindlichen Herztöne werden schneller, und häufig fängt das Baby an, sich zu bewegen. Es ist interessant, daß diese beschleunigende Wirkung auf den Herzschlag oft sogar schon eintritt, bevor die Mutter die Zigarette angezündet hat, als eine Reaktion auf das zu erwartende Ereignis.[1]

In Großbritannien haben Statistiken ergeben, daß sich durch das Rauchen das Geburtsgewicht des Neugebornen um durchschnittlich 170 g verringert. Das heißt nicht, daß jede Raucherin ein untergewichtiges Kind zur Welt bringt. Ich habe starke Raucherinnen gekannt, die triumphierend verkündet haben, daß ihr Kind 3,4 Kilo wiegt, als wollten sie den Statistikern damit etwas beweisen. Aber diese Ergebnisse bedeuten, daß Babys von Raucherinnen überdurchschnittlich häufig in die Kategorie der untergewichtigen Neugeborenen und damit in die Risikokategorie eingeordnet werden müssen. Es geht jedoch nicht nur um das Gewicht.

Durch Rauchen erhöht sich auch das Risiko, daß das Baby tot zur Welt kommt oder nach der Geburt stirbt, um ungefähr 25 Prozent. Bei einer Untersuchung über die kindliche Entwicklung, die National Child Development Study, wurden 1500 Kinder von der Geburt bis zum Alter von elf Jahren beobachtet. Kinder von Müttern, die während der Schwangerschaft zehn und mehr Zigaretten geraucht hatten, waren im Vergleich zu Kindern von Nichtraucherinnen im Lesen, Rechnen und ihren allgemeinen Fähigkeiten drei bis fünf Monate zurück.

Frauen, die eine Hausgeburt vorhaben, sollten nicht rauchen. Es gibt jedoch Frauen, die einfach rauchen müssen, um nicht so nervös zu werden, daß das Leben für sie unerträglich ist. Ihre Angst wegen des Rauchens kann tatsächlich dazu führen, daß das Verlangen zu rauchen noch größer wird. Wenn sich dieser Zustand bei einer schwangeren Frau einstellt, ist es wahrscheinlich das beste, daß sie sich auf einige entspannende Zigaretten pro Tag beschränkt und sie wirklich genießt. Doch wäre es ratsam, daß sie sich auf eine Klinikgeburt und nicht auf eine Hausgeburt einstellt.

Wenn eine Frau die Absicht hat, das Rauchen aufzugeben, dann sollte sie erwarten können, daß ihr Partner und alle im engsten Familienkreis, mit denen sie regelmäßig zusammen ist, ebenfalls aufhören zu rauchen.

Die Auswirkungen von Marihuana sind noch nicht genügend untersucht worden, weil Mütter, die es während der Schwangerschaft geraucht haben, das wahrscheinlich nicht zugeben, damit sie nicht strafrechtlich verfolgt werden. Tatsächlich wird es jedoch häufig geraucht, und die Mitglieder einiger amerikanischer Kommunen gehen sogar davon aus, daß es während der Schwangerschaft zur Entspannung und zum allgemeinen Seelenfrieden beiträgt. Bei mir im Kurs waren Frauen, die während der Wehen Marihuana geraucht haben. Wenn eine Frau in der Schwangerschaft meint, unbedingt rauchen zu müssen, dann ist Marihuana möglicherweise sicherer als normaler Tabak. Da wir jedoch so wenig über die Auswirkungen auf das Baby wissen, kann es nicht empfohlen werden.

Kürzlich ist behauptet worden, daß sowohl Tee wie auch Kaffee schädlich sein können. Auch hier liegt nur wenig Beweismaterial vor, und nach dem, was bekannt ist, sieht es so aus, als müsse eine Frau zwischen zehn und 20 Tassen pro Tag trinken, bevor eine Gefahr für das Baby besteht, wobei sie insgesamt 30 bis 60 mg Koffein pro Kilogramm Körpergewicht zu sich nehmen würde.[2] Bei Menschen ist bisher keinerlei teratogene (zu Mißbildungen führende) Wirkung im Zusammenhang mit Koffein beobachtet worden, wohl aber bei Mäusen.

Alkohol ist jedoch für den Fötus potentiell schädlich. Es ist bisher noch nicht bekannt, ob eine gewisse Alkoholmenge während der Schwangerschaft als sicher gelten kann. Viele Frauen mögen am Anfang der Schwangerschaft keinen Alkohol und meiden ihn von sich aus. Nach der ersten Schwangerschaftshälfte vertragen sie ihn oft besser und trinken gerne hin und wieder ein Glas. Es gibt keinerlei Hinweise darauf, daß Babys durch einen solchen mäßigen Alkoholgenuß irgendwelchen Schaden genommen hätten. (Ich habe eine Woche vor der Geburt unseres ersten Kindes einige wunderbare Tage bei einer Weinprobe an der Mosel verbracht.) Man weiß jetzt allerdings, daß Acetaldehyd, ein Umwandlungsprodukt des Alkohols, für den Fötus schädlich sein kann und daß bei Babys von Alkoholikerinnen ein sehr viel größeres Risiko besteht, daß sie in der Gebärmutter nicht ausreichend ernährt werden und deshalb ein zu geringes Geburtsgewicht haben und sich nach der Geburt nicht gut entwickeln. In einer amerikanischen Untersuchung[3] wurde festgestellt, daß bei Kindern von Alkoholikerinnen zu 30 bis 50 Prozent das Risiko des „fötalen Alkoholsyndroms" besteht und daß bei den meisten von ihnen Anzeichen für einen pränatalen oder postnatalen Wachstumsrückstand vorhanden waren, eine Entwicklungsverzögerung vorlag oder sich geistige Störungen zeigten. Die Autoren der

Untersuchung sind der Ansicht, daß diese Babys zwar schwere Schäden durch die Wirkung des Alkohols davongetragen hätten, daß es daneben aber auch eine große Anzahl von Babys gebe, deren Mütter viel trinken ohne wirkliche Alkoholikerinnen zu sein, bei denen es zu einer leichten Verzögerung in der geistigen und körperlichen Entwicklung komme.

Es ist verblüffend, daß manche schwangeren Frauen sehr viel trinken können und trotzdem gesunde Kinder zur Welt bringen, während andere relativ wenig trinken und dennoch Babys bekommen, die unter dem fötalen Alkoholsyndrom leiden. Man hat jetzt herausgefunden, daß einige Frauen während der Schwangerschaft überhaupt nichts trinken dürfen, weil bei ihnen sogar schon ganz wenig Alkohol zu einer Verzögerung des Wachstums und der geistigen Entwicklung des Kindes führt. Eine ungarische Untersuchung[4] ergab, daß bei denjenigen Frauen, die das Acetaldehyd nicht abbauen können, das fötale Alkoholsyndrom nicht dadurch vermieden werden kann, daß man eine oberste Grenze für den täglichen Alkoholkonsum festsetzt. Es sollte daher die Möglichkeit bestehen, die Frauen auf ihren Acetaldehydspiegel im Blut nach dem Genuß von Alkohol zu untersuchen. Wenn er einen kritischen Wert übersteigt, dann könnte die Frau darauf hingewiesen werden, daß sie während der Schwangerschaft unter gar keinen Umständen Alkohol trinken sollte.

Vor dem Ausschuß für Gesundheit und Umwelt des amerikanischen Kongresses (Juni 1978) hat ein Vertreter der Vereinigung der Medikamentenhersteller über Untersuchungen berichtet, die ergeben haben, daß 75 Prozent aller Krankheiten zunächst mit frei verkäuflichen Medikamenten von den Patienten selbst behandelt werden. Eine weitere amerikanische Untersuchung[5] hat sich mit den Medikamenten beschäftigt, die Frauen während der Schwangerschaft einnehmen. Es ergab sich, daß jede Frau durchschnittlich 4,5 verschiedene Medikamente während ihrer Schwangerschaft eingenommen hatte. Acht von zehn wurden ohne Wissen des Arztes eingenommen, nur die restlichen zwei waren verschrieben worden. Dazu gehörten Aspirin, gegen Magensäure wirkende Mittel, entwässernde Mittel, Abführmittel, Antibiotika, Antihistamine und Barbiturate (Schlafmittel).

Die Plazenta wurde bisher allgemein für eine Sperre gehalten. Tatsächlich wirkt sie aber eher wie ein Sieb. Wenn sie etwa um die fünfte Woche nach der Empfängnis herum ihre Funktion aufnimmt, diffundieren Fremdstoffe passiv durch sie hindurch, um ein Gleichgewicht zwischen dem mütterlichen und dem kindlichen Blutkreislauf herzustellen. Die Geschwindigkeit dieses Vorgangs hängt weitgehend vom Konzentrationsgefälle ab, das von der Größe, der Form und der elektrostatischen Aufladung der Moleküle bestimmt wird. Wenn die Moleküle des Fremdstoffes ein geringes Gewicht haben (unter 60), so können sie die Plazenta schnell passieren, doch große (über 1000) kommen nicht so leicht durch. In Stoffen mit großen Molekülen scheint die Löslichkeit der Lipide eine wichtigere Rolle dabei zu spielen, ob sie in größeren Mengen durch die Plazenta hindurchgelangen.[6]

Ob ein Medikament sich schädlich auf das Baby auswirkt hängt von folgenden Faktoren ab: 1. von seiner Giftigkeit, 2. von der Dosis, 3. vom Entwicklungsstadium des Fötus, 4. von der Empfindlichkeit des Fötus, 5. von der Veranlagung der Mutter und 6. davon, ob das Medikament eine Breitbandwirkung oder nur einen begrenzten Wirkungsbereich hat.[7] Wahrscheinlich sind nicht mehr als zwei bis drei Prozent aller Entwicklungsstörungen beim Menschen auf Medikamente zurückzuführen.[8]

Tierversuche können uns nicht mit Sicherheit Auskunft darüber geben, ob pharmakologische Stoffe beim Menschen teratogen wirken (zu Mißbildungen führen). Contergan zum Beispiel erwies sich bei Kaninchen und Affen als schädlich, nicht jedoch bei Ratten.

In den ersten zwölf Schwangerschaftswochen ist das Baby den Wirkungen teratogener Stoffe gegenüber besonders gefährdet. In dieser Zeit werden die wichtigsten Körperorgane gebildet. Besonders empfindlich ist es in der Zeit, wenn die Mutter noch nicht einmal sicher ist, daß sie ein Baby erwartet. Über teratogene Wirkungen ist vom elften Schwangerschaftstag an berichtet worden. Bevor die Plazenta ihre Funktion aufgenommen hat, sind teratogene Stoffe für den Embryo gewöhnlich tödlich und es kommt zu einem spontanen Abgang.

Vom 15. bis zum 25. Tag nach der Empfängnis ist das Nervensystem von der Wirkung teratogener Stoffe betroffen, vom 24. bis 40. Tag die Augen, das Herz vom 20. bis zum 40. Tag und die Beine vom 24. bis zum 36. Tag.[9] Nach den ersten drei Schwangerschaftsmonaten kommt es wahrscheinlich nicht mehr zu Mißbildungen aufgrund von Medikamenten, die die Mutter genommen hat.

Durch teratogene Substanzen kann der Stoffwechsel der Plazenta beeinträchtigt werden, von dem die Sauerstoffversorgung und die Ernährung des Babys sowie die Beseitigung der Abfallprodukte während der ganzen Schwangerschaft abhängen. Deshalb ist es so wichtig, nach Möglichkeit keinerlei Medikamente einzunehmen, solange sie für die Gesundheit der Mutter nicht unbedingt notwendig sind.

In den Jahren 1950 bis 52 ist an der University of Chicago eine Untersuchung über DES (Diäthylstilböstrol), ein synthetisches Hormon, durchgeführt worden, das zur Verhinderung von Fehlgeburten verwendet wurde. Sie ergab, daß die Häufigkeit von Brustkrebs bei den Frauen die dieses Medikament bekommen hatten, sehr groß war. 1971 ergaben weitere Untersuchungen einen Zusammenhang zwischen DES und einem seltenen Scheidenkrebs oder abnormen Zellveränderungen bei Töchtern von Frauen, die das Medikament während der Schwangerschaft genommen hatten. Bei den Söhnen dieser Frauen wurden Schädigungen der Geschlechtsteile und Unfruchtbarkeit festgestellt. Die amerikanische Aufsichtsbehörde für Medikamente (Federal Drug Administration) zog die Genehmigung für DES als Mittel zur Verhinderung von Fehlgeburten zurück, doch es wurde weiterhin als Futterzusatz zur Wachstumsstimulierung bei Tieren verwendet, und da sich das Hormon noch auf dem Markt befand (zur Behandlung von Brustkrebs, Prostatakrebs und Altersvaginitis), konnte nicht verhindert werden, daß die Ärzte es ihren Patientinnen gaben. Ein Sprecher der Behörde meinte 1977 dazu, daß „unglücklicherweise ein paar Ärzte das Zeug immer noch verschreiben".[10] Für jede Frau, die meint, daß eine Fehlgeburt droht, ist der beste Rat, sich ins Bett zu legen und sich Ruhe zu gönnen, bis die Blutung aufgehört hat oder es zur Fehlgeburt gekommen ist.

Impfungen gegen Pocken, Röteln und sämtliche anderen Lebendimpfungen sollten während der Schwangerschaft nicht durchgeführt werden, da sie zu Mißbildungen führen können. Auch sollte sich eine Schwangere keinesfalls Röntgenstrahlen aussetzen.

In den Vereinigten Staaten werden Diuretika (harntreibende Mittel) von Frauenärzten zur Verringerung von Wasseransammlung im Körper während der Schwangerschaft häufig verschrieben. Einige schwangere Frauen bitten ihren Arzt darum, damit sie besser aussehen, wenn bei heißem Wetter an ihren Beinen leichte Ödeme auftreten. Ein gewisses Maß von Wasseransammlung im Körper ist während der Schwangerschaft normal. Zwar sollte ein Anschwellen des Gesichts und/oder der Hände als Warnzeichen angesehen werden, den Blutdruck zu messen, sich mehr Ruhe zu gönnen und auf eine bessere Ernährung zu achten, doch ein leichtes Anschwellen der Beine und Füße ist bei sehr heißem Wetter normal. Durch Ammoniumchlorid, das Mittel, das hiergegen oft angewendet wird, kommt es leicht zu einer Verringerung des Plasmavolumens[11] und als Folge davon zu einem Absinken des pH-Werts (Säuregrad) beim Baby unter die normale Grenze.

Hydralazine sind häufig verwendete Medikamente zur Senkung des Blutdrucks (Antihypertonikum). Die Schwangere kann davon Kopfschmerzen, Herzklopfen und Wallungen bekommen und ihr Herzschlag kann sich beschleunigen. Durch das Mittel kann auch der Blutfluß durch die Plazenta verlangsamt werden, doch solange man die Auswirkungen auf den Plazentakreislauf genau beobachtet und er nicht wesentlich unter den Normalwert absinkt, sind die Auswirkungen auf das Baby minimal.[12]

Diazoxid scheint ebenfalls nur geringe Auswirkungen auf das Baby zu haben, obwohl auch dieses Mittel bei der Schwangeren alarmierende Nebenwirkungen wie z. B. einen beschleunigten Herzschlag, Kopfschmerzen, Benommenheit, Wallungen, Übelkeit, Erbrechen und Wasserablagerungen haben kann.[13]

Magnesiumsulfat wird bei Präeklampsie zur Verhinderung von Krämpfen verabreicht. In einigen Untersuchungen ist über Atemschwierigkeiten bei Babys berichtet worden, deren Mütter dieses Mittel bekommen haben.[14] Magnesiumsulfat wird jedoch schon seit 50 Jahren verwendet, und normalerweise wird davon ausgegangen, daß die Auswirkungen beim Baby im Vergleich zu den Vorteilen für die Frau, die unter einer Gestose leidet, vernachlässigt werden können.

Valium wird häufig verwendet, wenn eine Frau eine Gestose hat. Ihr Blutdruck kann dadurch wirksam gesenkt werden, doch geht es sehr schnell auf den Fötus über, und dieser nimmt mehr davon auf als die Mutter. Das Mittel wird vom Baby nur langsam abgebaut, so daß es nach der Geburt unter Umständen lange dauern kann, ehe der Saugreflex auftritt. Dieses Mittel kann außerdem bewirken, daß das Baby eine niedrigere Temperatur hat und langsamer atmet.[15] Valium findet als wirkungsvolles Beruhigungsmittel routinemäßig Anwendung und wird in manchen Kliniken jeder Frau angeboten, die ängstlich und nervös wirkt oder sich gegen die Klinikgewohnheiten wehrt.

Schwache Beruhigungsmittel (Benzodiazepine wie z. B. Valium) werden manchmal während der Schwangerschaft verschrieben, und wenn das der Fall ist, dann wiegen die Vorteile wahrscheinlich die Nachteile für den Fötus auf.

Manchmal jedoch nimmt eine Schwangere stärkere Beruhigungsmittel zu sich (Phenothiazine wie Chlorpromazin und Butyrophenone wie Haloperidol), die sie verschrieben bekommen hat, als sie noch nicht schwanger war. Diese Medikamente sollten in der Schwangerschaft am besten nicht genommen werden, weil sie möglicherweise auf das zentrale und das autonome Nervensystem des Babys wirken. Wenn Chlorpromazin über einen längeren Zeitraum genommen wird, kann es zu Schädigungen der kindlichen Netzhaut kommen. Beruhigungsmittel können manchmal auch Allergien hervorrufen.

Lithium, das zur Behandlung schwerer Depressionen angewendet wird, kann beim Fötus zur Kropfbildung führen, und auch eine verstopfte Nase, Schläfrigkeit und Schwierigkeiten bei der Ernährung werden mit diesem Mittel in Zusammenhang gebracht. Wenn die Schwangere eine solche medikamentöse Behandlung braucht, dann spricht vieles dafür, das Risiko einer solchen Beeinträchtigung des Babys einzugehen. Allerdings sollte nicht vergessen werden, daß ein unter Medikamenteneinfluß stehendes Baby für die Mutter weitere Schwierigkeiten mit sich bringt und so die Aufnahme einer Beziehung zu ihrem Baby für sie nur noch schwieriger wird, wodurch ihre Depression eher verstärkt als gebessert werden kann.

Die Einnahme von Aspirin (Salicylate) in großen Mengen während der letzten Schwangerschaftswochen kann beim Neugeborenen zu kurzzeitigen Schwierigkeiten bei der Blutgerinnung, zu Gelbsucht und unter Umständen zu Schädigungen des zentralen Nervensystems führen. In einer Untersuchung von 272 Geburten wurde bei zehn Prozent aller Neugeborenen Salicylat im Nabelblut festgestellt, und bei einigen waren die Konzentrationen höher als die normalen Werte zur Schmerzstillung bei Erwachsenen.[16] Bei Kopfschmerzen hilft es am besten, sich in einem ruhigen, abgedunkelten Zimmer auszuruhen und nach Möglichkeit zu schlafen.

Barbiturate sind wirkungsvolle Beruhigungsmittel und werden in der Schwangerschaft manchmal verschrieben, wenn die Frau eine Schwangerschaftsgestose hat. Kleine, oral verabreichte Mengen haben nur minimale Auswirkungen auf den Fötus, doch große Dosen können beim Neugeborenen zu Atemschwierigkeiten führen. In der Schwangerschaft sollten nur Schlafmittel genommen werden, die vom Frauenarzt verschrieben worden sind, sehr viel besser sind ein Milchgetränk, ein langweiliges Buch oder eine Reihe von Entspannungsübungen.[17]

Während der Schwangerschaft sollte eine Vollnarkose nach Möglichkeit vermieden werden, jedoch ist sie manchmal unumgänglich. Wenn eine schwangere Frau sich einen Zahn ziehen lassen muß, sollte sie ihrem Zahnarzt sagen, daß sie ein Kind erwartet.

Bei den Antibiotika sollten die lange wirkenden Sulfonamide (die bei der Behandlung von Blaseninfektionen angewendet werden) in den letzten Schwangerschaftswochen vermieden werden, da sie beim Neugeborenen Gelbsucht und eine Schädigung des Zentralnervensystems hervorrufen können.[18] Streptomyzin und viele andere moderne Antibiotika wie z. B. die Stoffklasse der Aminoglykoside können sich schädigend auf das Gehör des Babys auswirken, wenn sie während der Schwangerschaft genommen werden, und werden mit Schädigungen des Skeletts in Zusammenhang gebracht. Wenn gegen Ende der Schwangerschaft über einen längeren Zeitpunkt Tetrazykline genommen werden, kann das bei den Milchzähnen und auch bei den bleibenden Zähnen zu einer Gelbfärbung und zu Schäden im Zahnschmelz führen.

Manchmal werden in der Schwangerschaft Antigerinnungsmittel verschrieben. Coumadin kann sich in jeder Phase der Schwangerschaft schädlich auf das Baby auswirken. Cumarin geht ungehindert von der Plazenta auf das Baby über und kann dazu führen, daß das Baby gleich nach der Geburt stirbt. Wenn die Geburt kurz bevorsteht, sollte statt dessen Heparin angewendet werden. Durch geringe Dosen von Vitamin K wird die Wirkung von Cumarin sehr rasch aufgehoben.[19]

Frauen, die morphium- oder heroinsüchtig sind, bringen mit großer Wahrscheinlichkeit Babys zur Welt, die schon in der Gebärmutter drogenabhängig geworden sind. Diese Babys beginnen vom ersten bis dritten Tag an unter Entzugserscheinungen zu leiden, es muß verhindert werden, daß sie sich selber verletzen, weil sie sehr überreizt sind und sich ruckartig bewegen. Sie geben charakteristische hohe Schreie von sich und können Krämpfe bekommen. In einer großen New Yorker Klinik habe ich gesehen, wie solche Babys auf diese furchtbare Weise ihre erste Bekanntschaft mit dem Leben gemacht haben. Etwa jedes dritte von ihnen stirbt.

LSD (Lysergsäure-Diäthylamid) kann Chromosomschäden hervorrufen, wenn es in den ersten drei Schwangerschaftsmonaten genommen wird, und zu einem verzögerten Wachstum des Babys führen.

In großen Kliniken werden oft Versuche mit Medikamenten durchgeführt, besonders, wenn es sich um Universitätskliniken handelt. Diese Medikamente sind gewöhnlich zunächst bei Versuchstieren ausgiebig getestet worden und werden in der Hoffnung verschrieben, daß sie eine bessere Wirkung haben als die bisher verwendeten Mittel, um Beschwerden zu behandeln, unter denen Schwangere leiden, wie zum Beispiel Hyperemesis (häufiges Schwangerschaftserbrechen), Blaseninfektionen, hoher Blutdruck usw. Eine schwangere Frau hat ein Recht darauf zu wissen, ob sie an einer solchen Versuchsreihe beteiligt ist, und muß über die möglichen Folgen und die wahrscheinlichen kurzzeitigen und langzeitigen Nebenwirkungen jedes Medikaments und jeder Behandlung informiert werden. Die amerikanische Vereinigung für Geburtsvorbereitung *International Childbirth Education Association* hat eine Liste von Grundrechten und Pflichten schwangerer Patientinnen zusammengestellt, in der es heißt:

„Die schwangere Patientin hat ein Recht darauf, vor der Anwendung eines Medikaments oder einer Behandlung vom sie behandelnden Arzt über alle möglichen direkten oder indirekten Wirkungen, Risiken oder Gefahren für sie selbst oder ihr ungeborenes oder neugeborenes Baby informiert zu werden, die sich als Folge des verschriebenen Medikaments oder des an ihr vorgenommenen Eingriffs bzw. der durchgeführten Behandlung während der Schwangerschaft, der Wehen, der Geburt oder der Stillzeit ergeben können."

In dieser Zusammenstellung von Grundrechten heißt es weiter, daß die Frau das Recht hat, ohne Druck durch die Behandelnden selbst zu entscheiden, ob sie die Risiken eingehen will, die mit der vorgeschlagenen Therapie verbunden sind, oder ob sie ein Medikament oder eine Behandlungsmaßnahme ablehnt.

In der Bundesrepublik Deutschland besteht eine strikte Aufklärungspflicht. An jeder Klinik entscheidet eine ethische Kommission über die Durchführung von Versuchen. Es muß die schriftliche Zustimmung des Patienten eingeholt werden.

Gewöhnlich kennen die Frauen, die ihr Kind zu Hause zur Welt bringen wollen, ihren Frauenarzt gut und können alle Maßnahmen während der Schwangerschaft eingehend mit ihm besprechen; doch vielleicht sind sie auch noch bei einem anderen Arzt in Behandlung. Sie sind es ihrem Baby schuldig, nicht jede vorgeschlagene Medikamententherapie oder andere Behandlung passiv hinzunehmen, zu denen ihnen geraten wird, sondern Fragen zu stellen und sich genau zu informieren, also aktiv die Verantwortung für ihre eigene Gesundheit und die ihres Babys zu übernehmen.

Das Schreiben dieses Abschnitts ist mir nicht leicht gefallen. Niemand möchte werdende Mütter gerne beunruhigen. Auf der anderen Seite ist es aber fraglich, ob die Einstellung, daß eine schwangere Frau unter allen Umständen beruhigt werden und darauf vertrauen sollte, daß die Ärzte das beste für sie und ihr Baby tun, in unserer heutigen Zeit noch ihre Gültigkeit hat (wenn sie sie je hatte). Zu der Verantwortlichkeit für sich selbst und das Leben eines neugeborenen Menschen gehört es auch, sich mit den Tatsachen auseinanderzusetzen, auch wenn sie unangenehm sind, und die Folgen verschiedener Handlungsweisen gegeneinander abzuwägen. Wenn eine Frau um die teratogene Wirkung vieler pharmakologischer Wirkstoffe in der Schwangerschaft weiß, so bedeutet das nicht, daß eine Schwangere jede medikamentöse Behandlung ablehnen sollte. Es muß vielmehr ein Gleichgewicht zwischen den möglichen Risiken für den Fötus und den Vorteilen für die Mutter gefunden werden. Und es bedeutet, daß sie zu keinerlei Medikamenten oder Drogen greifen sollte, selbst nicht zu Aspirin oder einer gelegentlichen Zigarette, ohne vorher die Wirkung auf das Baby zu bedenken.

Die Lebensweise

Überall auf der Welt bringen Frauen, die unter sehr verschiedenen Bedingungen leben, sich sehr unterschiedlich ernähren und sehr unterschiedlichen Tätigkeiten nachgehen, gesunde Babys zur Welt. Sie leben in abgeschiedenen Bergdörfern, tiefen Tälern und schroffen Schluchten, in der Tundra, in der Wüste, in eisigen Ebenen, im Urwald oder in Wohnblocks, in kleinen Orten oder in Großstädten. Es gibt keine „richtige" Lebensweise während der Schwangerschaft, sondern viele verschiedene Möglichkeiten. Jede schwangere Frau muß selbst herausfinden, welche Lebensweise in Anbetracht ihrer Umgebung, ihrer Arbeit, der gewohnten Ernährung, der körperlichen Bewegung, die ihr Spaß macht, und ihrer Pflichten den anderen Familienmitgliedern gegenüber für sie am gesündesten ist.

Frauenärzte und Geburtshelfer behandeln pathologische Zustände, sie bemühen sich um die Beseitigung von Symptomen, doch oft sind sie bei der Behandlung der Ursachen machtlos. Zum Beispiel gibt es für die Schwangerschaftsvergiftung (Präeklampsie) keine wirkliche Abhilfe. Die Klinik kann nichts weiter tun, als Bettruhe, beruhigende Medikamente und Mittel zur Senkung des Blutdrucks zu verordnen und, sobald das Baby auf dieser Welt sicherer zu sein scheint als im Mutterleib, die Geburt vor dem Termin einzuleiten.

Vielleicht sind die Ursachen für eine Schwangerschaftsvergiftung und zu hohen Blutdruck in der Lebensweise der schwangeren Frauen zu suchen, die in einer überwiegend urbanen Gesellschaft keine guten Voraussetzungen für eine Schwangerschaft vorfinden; sie führen ein hektisches, gehetztes Leben, ihre Ernährung, die sehr viele Kalorien aber sonst wenig mehr enthalten mag, ist äußerst ungeeignet, und sie sind häufig seelischen Belastungen ausgesetzt. Die Lebensweise einer Frau, die ihr Kind zu Hause zur Welt bringen möchte, sollte so gestaltet werden, daß sie die Entstehung einer Präeklampsie nicht begünstigt. Wenn Symptome für eine Schwangerschaftsvergiftung auftreten, wird man ihr raten, ihr Kind in der Klinik zur Welt zu bringen.

Es ist gar nicht schwierig, am Anfang oder nach der ersten Schwangerschaftshälfte herauszufinden, ob die Wahrscheinlichkeit besteht, daß der Blutdruck gegen Ende der Schwangerschaft steigt. (Meistens kommt es in den letzten Wochen dazu.) Norman Grant, Professor für Geburtshilfe an der Universität von Texas, mißt den Blutdruck zunächst, während die Frau auf der linken Seite liegt, und bittet sie dann, sich auf den Rücken zu drehen, um nochmals den Blutdruck zu messen.[20] Wenn die Veranlagung zu hohem Blutdruck besteht, kommt es innerhalb von einer Minute zu einem Anstieg von 20 Millieinheiten oder mehr. Neun von zehn Frauen, bei denen der Blutdruck bei dieser Meßweise nicht ansteigt, bekommen keine Schwangerschaftsvergiftung, dagegen kommt es bei 75 Prozent der Frauen, bei denen sich eine positive „Umdrehreaktion“ zeigt – manchmal sogar erst nach drei Monaten –, zu einer Gestose. Wahrscheinlich lohnt es sich, daß Sie Ihren Arzt bei der Vorsorgeuntersuchung fragen, ob es möglich ist, diesen simplen Routinetest durchzuführen. Wenn der Blutdruck beim Umdrehen steigt, können dann durch mehr Ruhe und eine bessere Ernährung Vorsorgemaßnahmen getroffen werden.

In einer öffentlichen Diskussion (nicht ausschließlich für Schwangere) über die Ursachen von zu hohem Blutdruck meinten zwei Ärzte des Londoner Charing Cross Hospitals,[21] daß wir es heute hauptsächlich mit zwei Fragen zu tun hätten:

„Bei der ersten geht es um das Ausmaß, in dem zu hoher Blutdruck und die damit verbundenen Herzgefäßstörungen das Ergebnis einer schlechten Beziehung zwischen dem Individuum und seiner Umwelt sind, also einer Beziehung, die ausgesprochen starke und anhaltende Erregungszustände schafft, die zu Müdigkeit und Erschöpfung führen. Bei der zweiten Frage handelt es sich darum, in welchem Maß diese Störungen durch eine Veränderung der schlechten Beziehung zur Umwelt beseitigt werden sollten, anstatt einen zu hohen Blutdruck pharmakologisch zu behandeln, als wäre dies die Krankheit an sich."

Sie sprachen im weiteren über „ungenügend angepaßte" Verhaltensweisen, die zur Klinikeinlieferung von Patientinnen mit zu hohem Blutdruck führten. Sie kamen zu der Diagnose, daß dieses Verhalten bei einem Drittel ihrer Patientinnen mit zu hohem Blutdruck die Ursache war. Bei zwei Dritteln der von ihnen behandelten Fälle machen sie „übermäßige Frustrationen und Wut oder Verzweiflung und Hoffnungslosigkeit" für zu hohen Blutdruck verantwortlich.

Die Belastungen des gesamten Organismus der Frau durch die Schwangerschaft sollen nicht geleugnet werden, wenn man die Frage stellt, ob die Entstehung der Gestose in nicht geringem Maße auch mit ungenügend angepaßtem Verhalten zusammenhängt. Dann kann man davon ausgehen, daß Angst, Müdigkeit, die Unfähigkeit, sich zu entspannen, und Schlafmangel, die durch diese emotionalen Zustände hervorgerufen werden, wahrscheinlich insgesamt zu einem Erregungszustand beitragen, durch den der Blutdruck steigt und es zu einer Präeklampsie kommt.

Zu der von Nixon und Dighton angewendeten Behandlung gehören Entspannung, transzendentale Meditation oder Yoga; ferner „wurde der Versuch unternommen, den Patienten beizubringen, den Erregungs- und Müdigkeitszustand zu erkennen, der zum Anstieg ihres Blutdrucks führt, und die Verantworung für das eigene Wohlergehen zu übernehmen".[22]

Für werdende Mütter in meinen Vorbereitungskursen ist es nichts Besonderes, daß sie darum bitten, sich 15 bis 20 Minuten entspannen zu können, wenn ihr Blutdruck bei der Vorsorgeuntersuchung hoch ist. Danach lassen sie ihn noch einmal messen. Bei den meisten Frauen ist er dann wesentlich niedriger.

Geburtsvorbereitungskurse können den großen Gewinn bringen, daß die Paare lernen, die Signale ihres eigenen Körpers zu erkennen, eine Fähigkeit, die auch im nichtschwangeren Zustand nützlich ist. Sie merken dann, wann sie Ruhe, eine Arbeitspause, Bewegung oder Schlaf brauchen. Doch wenn man lernt, sich zu entspannen, kann das noch mehr bewirken. Diese Fähigkeit kann eingesetzt werden, um Körpersysteme zu beeinflussen, den Blutdruck zu verringern, den Herzschlag zu verlangsamen und sogar Körperteile warm oder kühl werden zu lassen. Das geschieht auch bei der Verwendung von Biofeedback-Geräten, doch wenn jemand da ist, der die Entspannung bei einer schwangeren Frau überprüfen kann, dann kann sie vielleicht ohne teure Geräte diese Ergebnisse erzielen. Wenn ein Partner das Handgelenk oder den Ellenbogen, das Fußgelenk oder das Knie der Frau anhebt und wieder sinken läßt, dann läuft in gewissem Sinne ein Biofeedback-Mechanismus ab, durch den Widerstand und Spannung festgestellt werden können. Wenn eine Frau die verschiedenen Empfindungen von Entspannung und Angespanntsein erst einmal kennen gelernt hat (und das sollte sie als erstes lernen), dann weiß sie selbst, sobald der Helfer das Gewicht eines Körperteils zu übernehmen beginnt, ob sie dem Widerstand entgegensetzt und nimmt bald die Restspannungen in Körperteilen wahr, von denen sie bisher gemeint hatte, daß sie völlig entspannt seien. Dann kann man von ihr oft hören: ,,Dieser Arm ist noch nicht völlig entspannt. Oben an der Schulter bin ich immer noch ein bißchen verspannt." Oder: ,,Diesen Muskel habe ich noch nicht ganz losgelassen." ,,Ein bißchen Anspannung fühle ich da immer noch. Versuchen wir es noch einmal."

Sie nimmt auch die Atemgeschwindigkeit und die Atemtiefe wahr und kann sie bewußt kontrollieren, damit sie durch eine langsamere Atmung zu einer besseren Entspannung kommt. Mit jedem langsamen Ausatmen entspannt sie sich tiefer. Sie nimmt auch ihren Herzschlag wahr und bemerkt, wie er ruhiger wird, besonders, wenn sie aufgeregt, nervös oder in Eile war, bevor sie mit den Entspannungsübungen begonnen hat.

Wenn man es wirklich verstehen will, sich zu entspannen, so bedeutet das auch, Entspannung nicht auf eine halbe oder sogar eine Stunde Üben pro Tag zu beschränken, sondern sie zum Bestandteil des Alltags zu machen. Regelmäßig praktizierte *tiefe* Entspannung muß mit *differenzierender* Entspannung bei der Körperhaltung und -bewegung verbunden sein. Das ist die Kunst, nur jene Muskeln einzusetzen, die für eine bestimmte Tätigkeit wirklich angespannt werden müssen oder nötig sind, um im Gleichgewicht zu bleiben.

Dadurch wird man nicht so schnell müde, weil der Energieverbrauch rationeller ist. Die Ansammlung von Restspannungen kann vermieden werden, die die allgemeine statische Anspannung der Muskulatur im gestrafften Zustand verstärkt, wenn der Körper kampf- oder fluchtbereit ist, um den Belastungen und Bedrohungen des täglichen Lebens zu begegnen.

Wenn man sich mit Entspannung beschäftigt, kann das dazu führen, daß der einzelne in eine neue Beziehung zu seiner Umwelt tritt, und da ein entspannter Mensch ganz andere soziale Signale aussendet als ein angespannter, kann sich dadurch auch seine Umwelt verändern. Ein junges Mädchen im Teenageralter, das plötzlich mit hochgezogenen

Schultern und zusammengebissenen Zähnen ins Zimmer gepoltert kommt, bei jedem Schritt schwer auftritt und die Tür hinter sich zuschlägt, läßt alle wissen, daß sie „es dick hat" oder Streit sucht. Der Ehemann, der nach einem harten Tag im Büro mit geballten Fäusten, zusammengezogenen Augenbrauen, einem abwesenden unbeweglichen Lächeln im Gesicht, einem Rücken, als hätte er ein Lineal verschluckt und mit Schultern, die seine ganze Last tragen müssen, heimkommt, teilt seiner Frau im Grunde mit, daß es ihm nicht leichtfallen wird, einen angenehmen Abend mit ihr zu verbringen, und daß er das Abendessen wahrscheinlich nicht genießen können wird, weil er so sehr mit seinen Gedanken und Sorgen beschäftigt ist. Der Körper übermittelt sehr viel nachdrücklichere Botschaften als die Sprache.

Durch Entspannung kann eine schlechte Beziehung zu unserer Umwelt also verändert werden, und weil durch sie das Körperverhalten und der Ausdruck des Körpers durch Haltung, Bewegung, Gestik und Gesichtsausdruck eine Wandlung erfahren, kann auch die soziale Umgebung direkt durch eine positive Wirkung auf die Beziehungen sowohl innerhalb wie auch außerhalb der Familie eine andere werden.

Eine Präeklampsie und andere Anzeichen für Störungen des Stoffwechsels einer schwangeren Frau, die verhindern, daß sich der Stoffwechsel den auftretenden Belastungen anpaßt, werden häufig auch mit einer schlechten Ernährung in Zusammenhang gebracht. In der Vergangenheit wurde eine entsprechende Ernährung der Schwangeren oft für relativ unwichtig gehalten, weil man festgestellt hatte, daß Babys ein zufriedenstellendes Geburtsgewicht hatten, selbst wenn die Mütter unterernährt waren. Das Gewicht der Kinder, die in den Niederlanden während der deutschen Besetzung zur Welt kamen, als viele ihrer Mütter unter großem Hunger litten und eine eiweiß- und kalorienarme Nahrung zu sich nahmen, lag nur geringfügig unter dem normalen Geburtsgewicht (es kam jedoch viel häufiger zu Fehlgeburten und

Totgeburten und es starben mehr Kinder gleich nach der Geburt). Neuere Untersuchungen weisen aber darauf hin, daß eine strenge Gewichtskontrolle während der Schwangerschaft sowohl für die Mutter wie auch für das Baby gefährlich sein kann.

Eines der ersten Anzeichen für eine Präeklampsie ist ein plötzlicher Gewichtsanstieg. Deshalb verschreiben einige Frauenärzte den Frauen eine strenge Diät, die wenig Salz enthält (wodurch zudem bewirkt wird, daß viele Gerichte ungenießbar werden), wenn in den letzten drei Schwangerschaftsmonaten Anzeichen für eine erhebliche Gewichtszunahme bestehen. Einige werdende Mütter meinen, daß sie leichter bald wieder ihr früheres Gewicht erreichen, wenn sie in der Schwangerschaft wenig essen und machen dann eine Abmagerungsdiät mit 1500 oder weniger Kalorien pro Tag. So etwas kann für die Mutter und auch für ihr Baby eine große Gefahr bedeuten.[23]

Bei vielen Frauen, die eine normale Schwangerschaft haben und ein gesundes Kind zur Welt bringen, liegt dennoch nach Ansicht der Ärzte eine „übermäßige Gewichtszunahme" vor. Zwar neigen die Frauen bei einer Präeklampsie dazu, sehr viel zuzunehmen, doch ist das wahrscheinlich die Folge und nicht die Ursache der Schwangerschaftsvergiftung. Nichts weist darauf hin, daß eine bestimmte Diät oder Pillen zur Begrenzung der Gewichtszunahme während der Schwangerschaft genau so gut sind wie die Beschränkung der Gewichtszunahme auf das richtige Maß ohne solche Mittel. Sehr wichtig ist es auch, darauf hinzuweisen, daß Anzeichen von Aufgedunsenheit und Anschwellungen als Folge von Wasseransammlungen an sich noch keine krankhaften Symptome sind und bis zu einem gewissen Maß „eine notwendige und normale Anpassungsreaktion des Körpers an die Schwangerschaft"[25] darstellen. Untersuchungen in Schweden und in anderen Ländern haben ergeben, daß die Frau mit einer leichten Ödembildung *eher* eine komplikationslose Geburt hat und ein gesundes Kind zur Welt bringt als die Mutter, bei der überhaupt keine Wasseransammlungen auftreten. In Salz und Ödemen sind also nicht die schlimmen Feinde zu sehen, für die sie normalerweise gehalten werden. Sie können im Gegenteil für den normalen Verlauf einer Schwangerschaft unbedingt notwendig sein.

Eine gut ausgewogene Ernährung, die reich an Eiweiß, Vitaminen und Spurenelementen ist und zu der viel frisches Obst und Gemüse oder ein Salat zu jeder Mahlzeit gehören, die aber nicht zuviel Kohlehydrate enthält, scheint nach unserem gegenwärtigen Wissensstand das Ratsamste zu sein. Übergewicht wird mit größeren Komplikationen bei der Geburt und mit medizinischen Problemen wie zu hohem Blutdruck, Herzbeschwerden und Diabetes in Zusammenhang gebracht. Dadurch kann es in der Schwangerschaft zu Komplikationen kommen, die es erforderlich machen, daß das Kind in der Klinik zur Welt kommt. In den letzten drei Schwangerschaftsmonaten ist es wichtig, dem Appetit entsprechend zu essen. Wenn die Frau sich schon vor der Schwangerschaft oder gleich am Anfang eine gute Ernährungsweise angewöhnt hat und wertlose Nahrungsmittel (künstliche Erfrischungsgetränke, Tütenpudding und andere Fertigprodukte, die häufig sehr viel Kohlehydrate aber kaum andere Nährstoffe enthalten) von ihrem Speisezettel streicht, kann sie sich auf ihren eigenen Appetit verlassen, damit sie und ihr Baby alles bekommen, was sie brauchen.

Es besteht kein Grund, weshalb eine Frau bestimmte Sachen, auf die sie gerade Appetit hat, nicht essen sollte, und wenn sie Heißhunger auf Orangen oder Müsli oder etwas Ähnliches hat, ist das ein Anzeichen dafür, daß darin etwas enthalten ist, was sie braucht. Die berühmten Schwangerschaftsgelüste, die in den Märchenschatz Eingang gefunden haben und oft übertrieben dargestellt werden, hängen häufig mit Mangelerscheinungen zusammen. Das Essen von Erde, eine wohlbekannte Erscheinung unter den Armen der Südstaaten Amerikas, hat zweifellos mit Eisenmangel zu tun, und die gleiche Verbindung läßt sich auch herstellen zwischen einem niedrigen Hämoglobinwert und dem Verlangen, auf Eisstücken zu kauen. Wenn eine Frau solche außergewöhnlichen Gelüste hat, so sollte sie sich überlegen, ob ihre Ernährung eisenhaltig genug ist. Einige Frauen haben am Anfang der Schwangerschaft große Lust auf Eingelegtes und andere Sachen, die sehr salzig sind. Das kann in einer normalen Schwangerschaft zu den Anzeichen gehören, die auf einen erhöhten Salzbedarf hinweisen. Wenn eine Frau allerdings ständig großen Appetit auf Dinge hat, durch die eine ausgewogene Ernährung in Frage gestellt wird, so sollte sie daran denken, daß ihr ungeborenes Kind – was seine ausreichende Ernährung in der Gebärmutter angeht – ganz auf sie angewiesen ist.

Es gibt zwei Phasen, in denen die Gehirnzellen des Kindes eine stürmische Entwicklung durchmachen. Die erste findet um die 20. Woche herum und die zweite in der 36. Woche statt. Zu diesen Zeiten kann das Gehirn besonders empfindlich auf eine Fehlernährung der Mutter reagieren. Versuche, eine übermäßige Gewichtszunahme gegen Ende der Schwangerschaft durch eine strenge Diät zu vermeiden oder sich salzlos zu ernähren, obwohl ein erhöhter Salzbedarf während der Schwangerschaft normal ist, können sich zu einem Zeitpunkt, zu dem der Fötus zu seinem letzten Wachstumsspurt ansetzt, hemmend auf das Wachstum des Babys nach der Geburt auswirken, oder dazu beitragen, daß ein Kind zur Welt kommt, das in der Gebärmutter nicht ausreichend ernährt worden ist.[24]

Tom Brewer hat darauf hingewiesen, auf welche Weise die Pharmaindustrie in den USA, nachdem sie Ende 1950 orale Thiazid-Diuretika (harntreibende Mittel) auf den Markt gebracht hatte, „nicht nur aggressiv für diese harntreibenden Tabletten Werbung gemacht hat sondern auch für ihre eigenen Ernährungspläne, die wenig Salz und wenig Kalorien enthalten“, – was er als „einen schwerwiegenden Fehler bezeichnet, durch den die Grundlagen für eine Fehlernährung in der Schwangerschaft bei Frauen der Mittelschicht in bisher nicht gekanntem Ausmaß gelegt wurden".[25] Er behauptet, daß Ärzte lediglich „die Symptome behandeln, die auf die Folgen sozialer und ökonomischer Nachlässigkeit zurückzuführen sind".[26]

Bei der armen und unterernährten Bevölkerung hat es schon immer mehr Fälle von Geburtsschäden gegeben: mehr Frühgeburten, mehr untergewichtige Babys und Babys, die unter dem sogenannten Atemnot-Syndrom leiden, mehr Komplikationen, mehr Totgeburten und eine höhere Säuglingssterblichkeit in den ersten Lebenswochen, mehr spastische und geistig behinderte Babys. In den USA kommt Epilepsie in den unteren sozialen Schichten zehnmal so häufig vor wie in den gehobenen Schichten. Brewer weist darauf hin, daß dies manchmal durch eine genetische Minderwertigkeit erklärt worden ist, und „dann kann niemand in den zuständigen Behörden mehr tun als mehr Einrichtungen für die Betreuung von Behinderten zu schaffen".[27] Er hat gezeigt, wie diesen schwangeren Frauen durch eine entsprechende Ernährung dazu verholfen werden kann, größere, gesündere Babys zur Welt zu bringen.

Untersuchungen zeigen, daß es Fehlernährung nicht nur unter den Armen gibt. Der in den USA für die Jahre 1968 bis 1970 durchgeführte Ernährungsüberblick in zehn amerikanischen Staaten ergab, daß „Anämie aufgrund von Eisenmangel, Eiweiß-Kalorien-Unterernährung, Wachstums- und Entwicklungshemmungen, Fettleibigkeit, Skorbut, Rachitis und Beriberi (Krankheit bei Vitamin B-Mangel) unter den Armen *und den Wohlhabenden,* unter den schwarzen und den weißen sowie den spanischstämmigen Amerikanern weit verbreitet waren".[28] Eine Ernährung mit wenig Kalorien bei gleichzeitiger Einnahme von Diuretika führt dazu, daß die sowieso schon bestehende Fehlernährung bei den Schwangeren noch verschlimmert wird.

Schwangere, die vegetarisch leben

Eine vegetarisch lebende Frau, die ihr Kind zu Hause zur Welt bringen möchte, sollte dafür sorgen, daß sie genügend Eiweiß in Form von Milch, Käse und Eiern oder pflanzliche Proteine (Bohnen, Nüsse, Samen und Getreide) zu sich nimmt. Im allgemeinen sollten Vegetarierinnen, die Milchprodukte essen, täglich drei bis vier aus Milch oder Milchprodukten bestehende Mahlzeiten zu sich nehmen, die durch pflanzliche Nahrungsmittel, Getreideprodukte, Grünblattgemüse und Obst oder Gemüse, das besonders viel Vitamin C enthält, ergänzt werden. Die meisten Lakto-Vegetarier ernähren sich sowieso auf diese Weise.

Wenn eine Schwangere keinen Fisch ißt oder sich von Gemüse ernährt, das in jodarmem Boden gewachsen ist, sollte sie jodiertes Salz verwenden. Jodmangel kann beim Kind zu geistigen Schäden führen. Die Ansicht, daß tierisches Eiweiß hochwertiger ist als pflanzliches wird von einem neuen Interesse an Eiweiß pflanzlichen Ursprungs widerlegt, denn überall auf der Welt konnten die meisten Menschen mit einer Ernährung auf pflanzlicher Eiweißbasis überleben. Vorausgesetzt, daß es in ausreichender Menge zur Verfügung steht und nahrhaft zubereitet ist, bildet es bei jeder Ernährungsweise eine gute Grundlage.

Vegetarierinnen, die überhaupt keine Tierprodukte essen, oder Frauen, die nach einer der zehn makrobiotischen Ernährungsweisen leben, müssen mehr Vorsichtsmaßnahmen treffen. Eine Ernährung, die ausschließlich auf braunem Reis und wenig Flüssigkeitszufuhr basiert, kann zu schweren Mangelerscheinungen führen.[29] Eine Schwangere sollte soviel trinken wie sie mag. Drei Liter Flüssigkeit pro Tag sind nicht zuviel. Dadurch können eine Verstopfung vermieden und die Nierenfunktion angeregt werden.

Die Bewohner der *Farm* in Tennessee sagen ganz ehrlich, daß sie nach ihrer Übersiedlung von Kalifornien nach Tennessee zunächst unter Mangelerscheinungen litten, die sich auch auf die Geburten auswirkten, bis sie sich dann wegen ihrer Ernährung Rat holten. Diejenige, die in der Kommune für Ernährung verantwortlich ist, stellte daraufhin einen Speiseplan auf der Grundlage von Sojabohnen zusammen, die zu Tortillas, Frikadellen, Sojamilch, Joghurt, Eis, Käse und Tofu (einem japanischen Bohnenquark) verarbeitet werden. Außerdem wird texturisiertes pflanzliches Eiweiß verwendet. Sie rät, etwa 30 Prozent mehr Eiweiß und Vitamine zu sich zu nehmen als vor der Schwangerschaft, außerdem Bierhefe, die reich an B-Vitaminen ist, und sehr viel Gemüse, um durch die Zellulose einer Verstopfung vorzubeugen, sowie grünes Blattgemüse wegen seines hohen Gehalts an Vitamin C und A und Folsäure. Der Bedarf an Folsäure ist in der Schwangerschaft doppelt so hoch wie sonst. Ein Mangel an Folsäure führt zu Blutungen und kann bei der Geburt einen großen Blutverlust bewirken. Viele Frauenärzte verschreiben Folsäurepräparate. Eine rein vegetarische oder makrobiotische Kost enthält kein Vitamin B_{12}, wenn sie nicht durch Hefe oder texturiertes Pflanzeneiweiß ergänzt wird. Das muß regelmäßig geschehen, da das Vitamin B_{12} nur in sehr geringen Mengen absorbiert wird. Für eine Vegetarierin, die keine Tierprodukte ißt, stellt täglich eine Tablette mit 10 mg Vitamin B_{12} eine vernünftige Ergänzung ihrer Ernährung dar. Ein Mangel an Vitamin B_{12} kann zu einer Mißbildung der Wirbelsäule und megablastischer Anämie führen.

Der Eiweißbedarf kann durch eine große Tasse Sojabohnen und gut einen halben Liter Sojamilch oder -joghurt täglich gedeckt werden. Die Farmleute empfehlen außerdem während der Schwangerschaft zwischendurch einen kleinen Imbiß auf Sojabohnenbasis wie zum Beispiel Sojanuß- oder Erdnußbutter auf Stangensellerie oder Plätzchen. Sojabohnen enthalten nur etwa ein Fünftel des Kalziumgehalts von Kuhmilch. Zusätzliches Kalzium kann ebenfalls ratsam sein – ein Gramm pro Tag in Form von zwei 500 mg- oder fünf 200 mg-Tabletten. Die Kalkanreicherung der kindlichen Knochen findet gegen Ende der Schwangerschaft statt.

Eine Vegetarierin, die keine Tierprodukte ißt, sollte lernen, wie sie mit verschiedenen Arten von Pflanzeneiweiß einen Ausgleich der Aminosäuren erreichen kann, so daß sie jeden Tag alle acht essentiellen Aminosäuren zu sich nimmt. Dann kann der Körper sein eigenes Eiweiß herstellen. Sie erfährt das aus dem Buch *Ökodiät* von Frances M. Lappé (Fischer Taschenbuch) und *Recipes for a small planet* von Ellen B. Ewald (Ballantine Books, New York 1973). Eine Mischung aus Haferflocken, Weizenkeimen, Sesamsamen, Sonnenblumenkernen, Walnüssen, Rosinen, etwas Öl und ein wenig Honig zusammen mit Sojamilch zum Frühstück ist zum Beispiel eine Zusammenstellung, in der die sich ergänzenden Aminosäuren enthalten sind.[30] Gesalzene Erdnüsse mit etwas Sojamilch reichen für zwischendurch aus. Spanische Sojabohnen, eines der Rezepte aus *Recipes for a small planet,* auf Reis und Buchweizen zusammen mit einem Salat ergeben zusammen mit Sojabohnenjoghurt und Früchten ein Menü.

Durch Blutuntersuchungen wird während der Schwangerschaft festgestellt, ob der Hämoglobinwert des Blutes niedrig ist, und vielleicht verschreibt der Arzt ein Eisenpräparat. Extrem anämische Mütter haben eher eine Frühgeburt oder eine Totgeburt[31] und neigen zu Erschöpfungszuständen und Postpartumdepressionen. Die Weltgesundheitsorganisation empfiehlt für alle schwangeren Frauen zusätzliche Eisengaben, da eine ausreichende Versorgung mit Eisen bei vielen Ernährungsweisen nicht gewährleistet ist, doch wenn Sie sich gut ernähren, sind Eisenpräparate eigentlich unnötig. Wahrscheinlich ist es in jedem Fall besser, mit den Eisenpräparaten bis nach den ersten drei Schwangerschaftsmonaten zu warten, da sie bei manchen Frauen Übelkeit hervorrufen.

Die Medikamente, deren Aufnahme in unseren Blutkreislauf wir während unserer Schwangerschaft zulassen, die Nahrung, die wir zu uns nehmen, der Spannungszustand, in dem wir unsere Muskeln belassen, die Ängste, die wir von uns Besitz ergreifen lassen, alles das kann sich auf das Baby auswirken, das tief im Inneren unseres Körpers heranwächst. Jede schwangere Frau ist es sich selbst und ihrem ungeborenen Kind schuldig, für ihr Baby mit einem möglichst gesunden Körper da zu sein.

7. Das ältere Kind

Frauen, die ihr zweites Kind erwarten, machen sich oft große Sorgen darüber, daß sich die Trennung von ihrem älteren Kind, das eventuell sogar noch im Kleinkindalter ist, sehr negativ auswirkt. Und eine Klinikgeburt ist mit einer Trennung verbunden. Die Ankunft eines neuen Familienmitgliedes, das für das bisherige Baby ein möglicher Rivale ist, scheint ein äußerst ungeeigneter Zeitpunkt zu sein, um von zu Hause fortzugehen.

Diese Frauen wünschen sich nicht nur, daß die Geburt des Babys keine Spannungen mit sich bringt, sondern sie möchten, daß sie auch für das ältere Kind eine Freude bedeutet. Deshalb wollen sie eine Atmosphäre schaffen, in der die Geburt ein wirkliches Familienereignis sein kann. Das ist ein gewichtiger Grund, weshalb eine Frau eine Hausgeburt in Erwägung ziehen mag.

In einigen Kliniken ist es, wie wir schon festgestellt haben, nicht gestattet, daß die älteren Kinder außerhalb festgesetzter Zeiten zu Besuch kommen. In den meisten ist es völlig ausgeschlossen, daß sie während der Geburt dabei sind. Zum Zeitpunkt, als dieses Buch geschrieben wurde, durften ältere Kinder in keiner Klinik in Großbritannien bei der Geburt anwesend sein; in einigen dürfen die älteren Geschwister das Baby noch nicht einmal anfassen oder in den Arm nehmen. Das ist hart für das bisherige Baby, das seinen vorrangigen Platz als jüngstes oder einziges Kind in der Familie zu einem Zeitpunkt abtreten muß, zu dem es die Trennung von der Mutter als schmerzlich erlebt und um es herum Aufregung wegen eines Ereignisses herrscht, an dem alle großen Anteil nehmen. Es hilft überhaupt nichts, wenn versucht wird, dem älteren Kind das Neugeborene als Geschenk schmackhaft zu machen, das auf geheimnisvolle Weise von der Klinik hervorgezaubert worden ist und offenbar der Mutter wehtut, so daß sie in einem großen, einschüchternden Gebäude für Kranke im Bett liegen muß, wo ständig resolute und geschäftige Schwestern und Ehrfurcht einflößende Ärzte in weißen Kitteln um sie herum sind.

In der Klinik liegt das Baby zusammen mit vielen anderen Babys in einem Plastikkasten im Säuglingszimmer und ist nur durch eine Glasscheibe zu besichtigen, oder es befindet sich in einem Bettchen neben der Mutter und darf nur bewundert aber nicht angefaßt werden. Im Mittelpunkt der Aufmerksamkeit befindet sich das neue Baby, das ältere Kind ist lediglich ein Zuschauer in einer ihm fremden Umgebung. In vielen Kliniken gibt es Vorschriften, die verhindern sollen, daß das ältere Kind zur Mutter aufs oder ins Bett krabbelt, um mit ihr zu schmusen. Die Mutter wird zu einer „Patientin", das Kind muß sich ihr gegenüber plötzlich ganz anders verhalten.

Sie oder er kann nichts weiter tun, als für die Mutter ein Geschenk auszusuchen oder zu basteln, um es ihr in die Klinik mitzubringen. Als ich an meiner Untersuchung über Entbindungskliniken in Großbritannien[1] arbeitete, fiel mir der Bericht einer Frau auf, die von ihrer Tochter als Geschenk eine Schachtel mit bunten Papiertüchern bekam. Sie stellte die Schachtel auf ihren Schrank, damit das Kind bei der nächsten Besuchszeit sehen konnte, daß die Mutter das Geschenk auch benutzte. Die Stationsschwester bestand jedoch darauf, daß alle unnötigen, unhygienischen Gegenstände vor der Besuchszeit weggeräumt wurden, machte der Frau wegen ihrer Unordentlichkeit Vorwürfe und entfernte die Schachtel. Die Frau, eine Lehrerin, die es gewohnt war, recht entschieden und selbstbewußt aufzutreten, war erstaunt darüber, wie sie das alles hatte geschehen lassen können. Sie erklärte es sich mit der Verletzlichkeit, die viele Patienten im Krankenhaus empfinden, und der besonderen Empfindsamkeit von Frauen, die gerade geboren haben. Es gibt zweifellos eine Menge Entbindungsstationen, wo so etwas nicht vorkommt. Doch daß es in der Klinik *überhaupt* zu so einer Situation kommen kann, ist für einige Frauen ein Grund, sich für ihre Geburt eine andere Umgebung zu suchen, wenn keine besonderen Risikofaktoren vorliegen, die eine Klinikentbindung ratsam erscheinen lassen.

Während der Geburt

In Hausgeburtsberichten von Frauen, die schon ein Kind haben, wird immer wieder auf die Vorteile für die älteren Geschwister und die positive Wirkung auf die Beziehungen innerhalb der Familie eingegangen:[2]

„Das Baby wurde gerade zu dem Zeitpunkt geboren, als mein dreijähriger Sohn aufwachte. Eine halbe Stunde nach der Geburt saß er neben seiner Schwester, die an meiner Brust saugte."

„Julie wachte auf und erfuhr, daß in der Nacht ihre Schwester geboren worden war, wie wir ihr das vor dem Einschlafen erzählt hatten. Wir waren die glücklichste kleine Familie der Welt."

„Ich konnte noch mit meiner kleinen Tochter spielen (am Ende der Eröffnungsphase), allerdings mußte ich sie davon abhalten, auf meinen Bauch zu hüpfen! Plötzlich wußte ich, daß gleich die Austreibungsphase beginnen würde – ich erklärte Helen also, daß ich jetzt nach oben gehen würde, um unser Baby zur Welt zu bringen und daß sie es bald anschauen könnte ... und so war es. Nach einer 15 Minuten langen, sehr befriedigenden Preßphase konnte ich im Spiegel, den Mark mir hinhielt, sehen, wie Diggorys Kopf zum Vorschein kam, und dann war er da ... Ich legte das Baby an, und es fing sofort an zu saugen und sah sehr zufrieden aus ... In diesem Moment kam Helen herein und entschied, daß sie ihrem Bruder auf der anderen Seite beim Saugen helfen würde! Großer Jubel – Toby (der ältere Sohn) kam von der Schule heim – ein Sektkorken knallte – alle umarmten sich. Noch nie in meinem Leben war ich so glücklich."

In einem anderen Fall hatten die Töchter lesend im Bett gelegen und darauf gewartet, daß sie hineingerufen würden:

„Ich konnte mein Baby hochheben und es mir auf den Bauch legen. Ich massierte sanft seine Haut. Das Licht war gedämpft, das Zimmer und ich gut temperiert (keine Unterkühlung) – doch ich hatte vergessen, daß es leise zugehen sollte und lachte und rief die älteren Mädchen, die draußen warteten, herein, damit sie ihren kleinen Bruder, der erst einige Sekunden alt war, streicheln konnten. Für sie war es sehr wichtig, daß sie mitgehört hatten, wie er zur Welt gekommen war . . . Etwas später . . . nahm ich ein herrliches Bad, während mein Mann mit Hilfe unserer beiden Töchter neben mir das Baby badete.“[3]

Einige Frauen machen sich vorher Sorgen darüber, was sein wird, wenn das ältere Kind aufwacht, wenn sie gerade starke Wehen haben, oder ins Zimmer kommt, wenn sie sich gerade bemühen, mit einer sehr schwierigen Wehe zurechtzukommen. Sie fragen sich, wie das auf das Kind wirkt, wenn es Blut sieht oder merkt, daß sie Schmerzen haben. Kinder scheinen solchen Erlebnissen jedoch gewachsen zu sein, vorausgesetzt, die Erwachsenen kommen damit zurecht. Kinder fangen die Stimmung der Erwachsenen auf, und wenn diesen die Situation peinlich ist oder sie Angst haben, überträgt sich das sofort auf das Kind, auch wenn kein Wort gesprochen wird. Schon aus diesem Grund ist es sehr wichtig, daß die Eltern sich über die Geburt, die sie sich wünschen und darüber, wie sie die entsprechende Atmosphäre schaffen, einig sind. Es kommt darauf an, daß der Mann gut Bescheid weiß und darauf vorbereitet ist, bei der Geburt zu helfen, um so dem Kind die Gewißheit zu geben, daß alles in Ordnung ist.

Das Verhältnis der Eltern zu den Geburtshelfern ist ebenfalls wichtig. Das Kind muß das Gefühl haben, daß seine Eltern die Situation überschauen können und die fremden Leute deshalb da sind, weil die Eltern das so wollen, daß eine Partnerschaft zwischen ihnen und den Eltern besteht. Es sollte nicht so sein, daß Außenstehende das Regiment übernommen haben und die Eltern hilflos wirken.

Einige Frauen sind der Ansicht, daß es für das ältere Kind eine wertvolle Erfahrung ist, bei der Geburt dabei zu sein. Während der Wehen werden Kinder ganz natürlich kommen und gehen, wenn sie die Vorgänge verstehen, ihrer Mutter bei den Atem- und Entspannungsübungen zugeschaut haben und die Hebamme und den Arzt vorher kennengelernt haben. Wenn die Wehen alle zwei bis drei Minuten kommen, kann sich die Mutter vielleicht besser konzentrieren, wenn ihre älteren Kinder nicht mit im Zimmer sind. Das weiß sie am besten. Sie sollte auf ihre Stimmung in dieser Situation aufmerksam eingehen und sich so verhalten, wie das ihren Empfindungen zu dem Zeitpunkt entspricht. Sie kann ihrem Kind erklären, daß sie „sehr schwere Arbeit tun" muß und „nachdenken" oder sich in ihrem Kopf „etwas vorstellen" muß, daß sie „mit dem Zwicken atmen" muß, oder findet ähnliche Worte, die ihr Kind versteht. Ein Kind kann fühlen, wie die Gebärmutter arbeitet, wenn es seine Hand auf den Fundus legt.

Das Kind sollte auf jeden Fall auch etwas anderes machen können, und es sollte jemand da sein, der sich mit ihm beschäftigt, falls die Mutter sich durch das Kind zu sehr abgelenkt fühlt oder das Kind nicht dabei bleiben möchte. Tatsächlich scheinen die meisten Kinder, die bei den Wehen dabei sind, sie als etwas ganz Natürliches zu akzeptieren. Jedes Kind merkt bald, daß seine Mutter und sein Vater „sehr beschäftigt" sind. Ein dreijähriges Kind kann zum Beispiel schon helfen, indem es ein Tuch in Eiswasser auswringt und seiner Mutter damit über die Stirn wischt oder andere einfache Aufgaben übernimmt, so daß die ganze Familie an der Geburt beteiligt ist. In einer Ecke des Zimmers können Bilderbücher und Spielzeug bereitgelegt und für das Kind ein eigener Bereich geschaffen werden, wohin es sich zurückziehen kann, wenn es das möchte.

Die Eltern sollten darüber reden, was sie sich für ihre älteren Kinder von dem Erlebnis der Geburt versprechen und wie das durch die Atmosphäre und ihre eigenen Worte und Handlungen beeinflußt werden kann. Als ich Hebammen und Medizinmänner der Zulus zum Thema „Geburt" befragte, erfuhr ich, daß es dort Tradition ist, Kinder an Geburten als einem wichtigen Bestandteil ihrer Erziehung teilnehmen zu lassen. Die Geburt findet in einem extra gereinigten und mit wunderschönen Schnitzarbeiten und anderen Gegenständen geschmückten Raum statt, denn als erstes sollte das neugeborene Baby etwas Schönes zu Gesicht bekommen. Die Mutter liegt nicht im Bett, sondern kniet, unterstützt von anderen Frauen, auf dem Boden. Sie ist aktiv mit einer Aufgabe beschäftigt, bei der ihr die anderen Frauen helfen, die ihre Kinder schon gut kennen. Die sozialen Beziehungen derjenigen, die bei der Geburt anwesend sind, und die räumliche Umgebung unterscheiden sich also von den Bedingungen, unter denen die Geburt in unserer westlichen, technisierten Kultur stattfindet.

Durch die Hausgeburt wird es auch in unserer Gesellschaft möglich, eine Atmosphäre zu schaffen, in der Verletzungsphantasien und die Gedankenverbindung von Geburt und Leiden sowie Gefahr keine Nahrung finden, sondern im Gegenteil die Geburt als ein Wunder erfahren wird. Alle Kinder fragen sich wohl, wie die Babys aus dem Körper ihrer Mutter herauskommen, und auch wenn es ihnen genau erklärt wird, können sie sich nicht vorstellen, wie sie durch das kleine Loch hindurchkommen. Ein kleines Mädchen merkt, daß es wehtut, wenn sie irgend etwas Hartes in ihre Scheide schiebt und probiert das vielleicht in der Schwangerschaft ihrer Mutter mit einem Fingerhut, einem Knopf, einer Puppentasse oder einem anderen Gegenstand aus, weil es sie beschäftigt. Auf diese Art möchte sie mehr erfahren. Sie glaubt nicht so ganz, daß das Baby herauskommt, ohne ihre Mutter dabei zu verletzen. Die Eltern sollten in der Lage sein, sowohl den Mädchen wie auch den Jungen zu erklären, daß die Scheide innen weich und dehnbar ist, so daß sie sich öffnen kann, wenn das Baby von oben dagegen drückt. Wenn das Kind einen Fächer, eine Ziehharmonika oder ein anderes Spielzeug hat, das sich ausdehnt, kann man das gut zeigen. Die Abbildungen im *Birth Atlas* des New York Maternity Center sind dazu ebenfalls sehr gut geeignet. In Englang haben Geburtsvorbereiterinnen, die vom National Childbirth Trust ausgebildet worden sind, manchmal eine

Puppe und eine ,,Babyschachtel" mit einem ,,Damm" aus Schaumgummi dabei und können so dem Kind zeigen, was vor sich geht.

Kinder möchten vielleicht auch gerne wissen, wie die Gebärmutter das Kind herausdrückt. Erklären Sie ihnen, daß die Gebärmutter ein großer Muskel ,,wie der in deinem Oberarm" ist, und zeigen Sie ihm, wie es mit der Hand am Bizeps spüren kann, wenn der Muskel sich zusammenzieht und hart und dann beim Entspannen wieder weich wird. Ebenso wird auch die Gebärmutter hart, nur braucht die Mutter sie nicht dazu zu bringen: ,,Wenn es soweit ist, daß das Baby geboren wird, dann passiert das einfach, wie beim Schlagen unseres Herzens." Andere Vorschläge zur Erklärung der Vorgänge bei den Wehen und der Geburt sind in einem Buch enthalten, das ich für Geburtsvorbereiterinnen, Ausbilderinnen für Geburtsvorbereitung, Hebammen und andere geschrieben habe: *Geburtsvorbereitung, ein Buch für Kurse, Gruppen und Beratung.*[4] Auch die Fotos in dem Buch *Ein Kind entsteht*[5] können eine große Hilfe sein. Der Text kann den Eltern Anregungen geben, zu erklären, was vor sich geht, wenn das Baby in der Gebärmutter heranwächst.

Das ältere Kind kann auch mit der Mutter und dem Vater zusammen zu den Vorsorgeuntersuchungen gehen und dabei merken, daß der Arzt und die Hebamme Freunde sein können. Wenn die Herztöne deutlich zu hören sind, kann das Kind sie durch das Stethoskop oder besser noch durch einen Ultraschallverstärker abhören. So etwas sollte immer möglich sein, ganz gleich, ob das Baby zu Hause oder in der Klinik zur Welt kommt, doch in einer überfüllten Frauenarztpraxis oder einer stark frequentierten Klinik meinen die Ärzte und die Helfer womöglich, daß sie ohnehin schon genug mit den Ehemännern zu tun hätten und nicht auch noch auf die Kinder eingehen könnten. Wenn Sie zur Vorsorge in eine große, ziemlich unpersönliche Klinik oder Praxis gehen, dann nützt es vielleicht etwas, wenn Sie mit der Schwester oder der Arzthelferin darüber sprechen, ob Sie das nächste Mal einen Termin haben können, an dem das möglich ist.

Im Verlauf der Schwangerschaft wird das Kind häufig Gelegenheit haben, das Strampeln des Babys zu fühlen und zu merken, daß das nicht nur ein anonymes, nicht zu beschreibendes „Etwas“ da drin ist, sondern eine kleine Person. Es kann sehr wichtig für ein Kind sein, zu merken, daß das Baby nicht wie eine Puppe oder ein Teddybär ein passives Spielzeug ist, sondern daß es sehr lebendig ist und dringende Bedürfnisse hat, die erfüllt werden müssen. Wenn das Kind dann auf der Welt ist, sieht ein Kleinkind vielleicht nur schwer ein, daß diese Bedürfnisse manchmal zuerst befriedigt werden müssen, bevor auf seine Forderungen nach einem Ritt auf dem Rücken oder einem Versteckspiel eingegangen werden kann. Wenn das ältere Kind darauf schon vorbereitet werden kann, ist der Weg für die nötigen Anpassungen in der Familie bereits geebnet.

Man kann dem älteren Kind zeigen, wie es die einzelnen Körperteile des Babys durch die Bauchdecke der Mutter fühlen kann. Ruhepausen, wenn Mutter und Kind sich zusammen hinlegen, oder Augenblicke, wenn beide entspannt sind, eignen sich gut hierfür.

Auf der anderen Seite sollten Eltern, besonders wenn ihr Kind jünger als vier ist, nicht davon ausgehen, daß es sich genauso auf die bevorstehende Geburt freut wie sie und von ihm ähnliche Gefühlsaufwallungen erwarten. Es ist sehr wichtig, dem Kind gegenüber aufmerksam und offen für dessen eigene Gefühle zu sein. Je stärker sich die Mutter auf das in ihr heranwachsende Leben und die Ankunft des Kindes konzentriert, um so mehr fragt sich das ältere Kind, ob es noch geliebt wird und ob noch genügend Liebe für es übrig sein wird, wenn das Baby da ist. Es ist unvermeidlich, daß die Mutter dem älteren Kind nach der Geburt nicht mehr soviel Zeit und Aufmerksamkeit widmen kann. Die Eltern können mit ihrem Kind organisatorische Dinge besprechen und vielleicht sagen: „Oh weh, wir werden sehr viel zu tun bekommen!" Dadurch können sie dem Kind einsichtig machen, daß die Ankunft des Babys, auch wenn sich alle sehr darauf freuen, für niemanden ein ungetrübtes Vergnügen sein wird. Wenn die Eltern solche eher negativ gefärbten Gefühle zum Ausdruck bringen, „erlauben" sie im Grunde ihrem Kind dadurch, auch über seine negativen Gefühle im Zusammenhang mit dem Baby zu sprechen.

Wenn ein Kind bei der Geburt dabei ist, dann ist es besonders wichtig, daß es weiß, wie das Baby entstanden ist und wie es zur Welt kommt, daß es nichts Ungewöhnliches für es ist, seine Mutter nackt zu sehen, und daß es ihr bei den Entspannungs- und Atemübungen für die Wehen zugeschaut hat. Der Hebamme ist wahrscheinlich daran gelegen, daß jemand da ist, der sich um das ältere Kind kümmert und daß es nicht deshalb mit im Zimmer sein muß, weil es sonst nirgends sein kann. Besprechen Sie schon vorher mit Ihrer Hebamme, daß Sie dem Kind die Möglichkeit geben wollen, dabei zu sein, und sorgen Sie dafür, daß die beiden Gelegenheit haben, sich kennenzulernen, indem Sie sie zum Kaffeetrinken oder aus einem anderen Anlaß zu sich einladen. Wenn die Hebamme zu Vorsorgeuntersuchungen ins Haus kommt, ist das sehr günstig. Die Kinder gewöhnen sich daran, daß die Hebamme zu ihnen kommt und ihre Mutter untersucht. Eine Frau hat folgendes über ihre Hebamme berichtet:[6]

„Sie war großartig ... Am Anfang der Schwangerschaft kam sie zu mir ins Haus und unterhielt sich mit mir bei einer Tasse Kaffee wie eine Freundin ... Als meine Schwangerschaft schon weiter fortgeschritten war, rief sie jede Woche an, um sich nach meinem Befinden zu erkundigen. Sie freundete sich mit meiner dreijährigen Tochter an und ließ sie meinen Bauch abtasten und die Herztöne des Babys anhören. Auch mein Arzt hat sich immer Zeit genommen, um meiner Tochter alles zu erklären."

Eine andere Frau schrieb mir:

„Es ging sehr familiär zu. Im Verlauf der neun Monate waren Emma und James mit der Hebamme gut bekannt geworden und freuten sich schon auf ihre Besuche. Ungefähr fünf Minuten, nachdem das Baby geboren war, konnten sie hereinkommen und es anschauen. Sie halfen der Hebamme sogar beim Baden und Anziehen. Ich werde nie vergessen, wie sie hin- und hereilten, um Seife, Puder, eine Haarbürste und alles mögliche zu holen. Sie waren so froh, daß aus diesem Baby, über das soviel geredet worden war, nun endlich Wirklichkeit geworden war."

Nach der Geburt

Wenn das Baby geboren ist, können die anderen Kinder in der Familie sofort Anteil an dem Ereignis nehmen. Sie können das Baby anfassen und seinen festen Handgriff spüren. Wenn es im Zimmer warm genug ist, können sie beim Baden des Babys helfen und Kleidung für es heraussuchen, um beim Anziehen zu helfen. Das Bett der Mutter kann zu einem Mittelpunkt des Staunens werden.

Als unsere fünfte Tochter am frühen Morgen auf die Welt kam, hörte eine der vierjährigen Zwillingsschwestern ihren Geburtsschrei und kam von unten aus dem Kinderzimmer zu uns heraufgerannt. Es kann jedoch passieren, daß Kinder sich im Zusammenhang mit der Geburt an ganz andere Dinge erinnern als die Erwachsenen. Sie weiß noch, daß ihr aufgefallen ist, daß die Möbel umgestellt worden waren und daß das Bett ganz woanders stand. Das fand sie sehr aufregend und lief deshalb los, um ihre Schwestern zu holen. Alle vier marschierten sie in ihren neuen Blümchennachthemden, die für diesen besonderen Anlaß extra bereitgelegt worden waren, ins Schlafzimmer herein, während ihr Vater sie filmte. Die Dreijährige hatte etwas in der Hand und öffnete die Finger des Babys, um es ihm in die Faust zu drücken. Es war eine kleine Plastikpuppe, und sie hatte wohl gedacht, daß sie genau die richtige Größe für ein neugeborenes Baby habe. Eine der Vierjährigen interessierte sich für die Plazenta und wollte wissen, wofür sie da ist. Alle wollten das Baby in den Arm nehmen, doch zunächst mußte die Nabelschnur etwas gekürzt werden, da mein Mann sie in einiger Entfernung

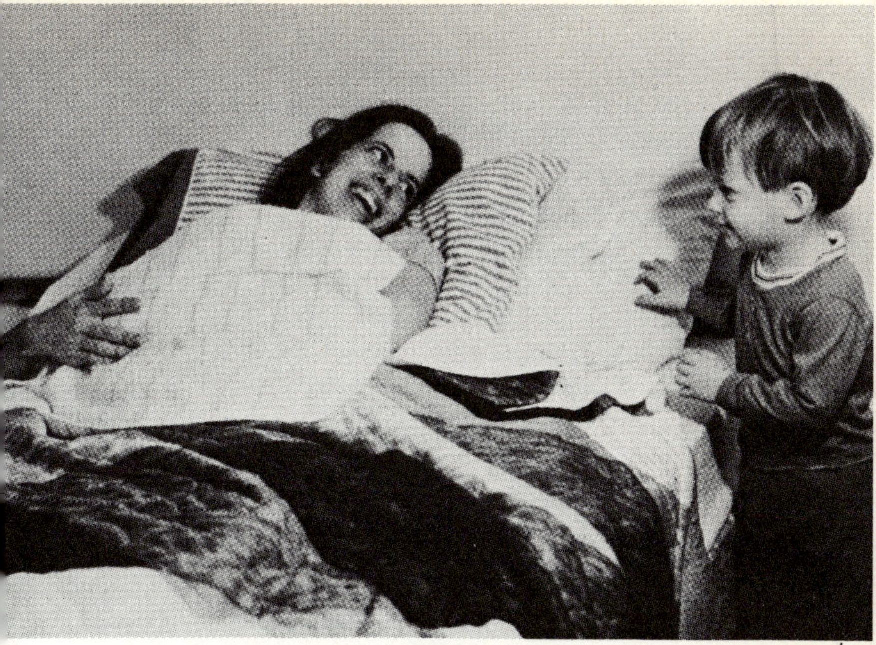

4. Die Mutter wendet sich ihrem Zweijährigen zu, der gerade aufgewacht ist und das neue Baby anschauen möchte.

vom Baby durchtrennt hatte. Dann wuschen sie das Baby, während es auf meinem Schoß lag, und suchten etwas zum Anziehen heraus. Gemeinsam zogen wir es an. Im Kleiderschrank hatte ich für jede eine Babypuppe. Jenny wurde geboren, noch ehe wir Zeit fanden, die Hebamme anzurufen, und erst jetzt, nachdem wir zur Feier des Tages eine Tasse Tee zusammen getrunken hatten, fiel es mir wieder ein, daß wir sie anrufen wollten. Von Anfang an war dieses Kind *unser* Baby gewesen.

Eine Frau, die über ihre Hausgeburt berichtete, die „immer und uneingeschränkt unsere Geburt in der Familie" gewesen war, vergleicht sie mit einer früheren Klinikgeburt und meint:

„Die Hebamme fragte uns jeden Tag, wie es dem Baby gehe, und die Kinder berichteten ihr mit Begeisterung alles, was sich seit ihrem letzten Besuch ereignet hatte. Das scheinen sehr nebensächliche Einzelheiten zu sein. Doch wenn ich darüber lese, wie Familien auseinanderbrechen, sind sie vielleicht doch nicht so trivial, sondern vielmehr ganz lebenswichtige Faktoren."

Viele Eltern verstecken Spielzeug und sagen dann, daß das „ein Geschenk vom Baby" ist. Es ist zwar eine gute Idee, wenn man diesen Anlaß zum Feiern nützt, doch jedes Kind, das zwei Jahre oder älter ist, merkt bald, daß das kleine Baby ihm noch keine Geschenke machen kann. Eine Puppe, an der das Kind, ganz gleich, ob es ein Mädchen oder ein Junge ist, seine ambivalenten Gefühle ausleben kann, die es versorgen und zeitweise auch ablehnen kann, kann den Eltern Anhaltspunkte für die Gefühle des Kindes liefern. Manche Eltern schenken ihrem Kind den heißersehnten kleinen Hund, das Kätzchen oder ein anderes Haustier, doch sollte das Kind alt genug sein, um ein Lebewesen wirklich versorgen zu können, denn versorgt werden muß es.

Wenn ein Baby erwartet wird, muß das ältere Kind die Gewißheit vermittelt bekommen, daß es innerhalb der Familie und in der Liebe seiner Eltern eine einzigartige Stellung einnimmt. Für die Mutter, die ihr neugeborenes Baby gerade erst kennenlernt, kann das eine Belastung bedeuten, und oft fällt das ältere Kind in dieser Zeit in ein früheres Entwicklungsstadium zurück. Vielleicht braucht es wieder Windeln oder macht nachts ins Bett, was schon lange nicht mehr vorgekommen ist. Es möchte gefüttert oder gestillt werden oder verlangt die Flasche, oder es mäkelt am Essen herum. Es kann sein, daß es nachts nicht einschlafen kann oder ein Nachtlicht anhaben möchte, oder es besteht darauf, bei den Eltern im Bett zu schlafen. Das alles ist normal. Die Eltern sollten sich im voraus eine Strategie überlegen und gemeinsam entscheiden, wie sie darauf reagieren wollen.

Die Sitte, in Geburtsanzeigen zu verkünden, Andrew habe eine Schwester oder Jane einen Bruder bekommen, ist ein Mißverständnis. Das neugeborene Baby ist ganz sicher kein Geschenk für das ältere Kind, und ein Kind, dem das so erklärt worden ist, kommt sich zu Recht betrogen vor. Die Erwachsenen passen genau auf, damit dem Baby ja nichts geschieht, wenn das ältere Kind es genau untersucht und seine Finger in dessen interessante Augen und in den Mund stecken möchte. Das Baby kann noch nicht mitspielen. Es schreit und macht die Windeln voll, und niemandem scheint das etwas auszumachen; es saugt an der Brust der Mutter, als wolle es sie aufessen.

Vielleicht bieten die Großeltern an, das ältere Kind aufzunehmen, wenn es soweit ist. Das ist wahrscheinlich keine gute Idee. Wie würden Sie sich vorkommen, wenn Sie von einer Reise nach Hause zurückkämen um festzustellen, daß ein völlig fremder Mensch Ihren Platz einnimmt und Ihr Mann, der mit der Neuen die meiste Zeit über im Bett liegt, sich gar nicht darüber beruhigen kann, wie begeistert er von ihr ist und daß Sie sie ganz bestimmt auch liebgewinnen und eine großartige Kameradin für sie sein werden und ob Sie nicht Lust hätten, sich mit ihr zu beschäftigen?

Wenn das Kind gerne bei den Großeltern ist, läßt sich das vielleicht einige Tage nach der Geburt so einrichten. Bei den Kindern hat die anfängliche Begeisterung dann schon nachgelassen. Auf diese Weise können sie an den Ereignissen um die Geburt herum Anteil nehmen und das neue Baby begrüßen, danach aber bleibt den Eltern Zeit, mit dem Baby allein zu sein.

Eltern sollten nicht glauben, daß durch sorgfältige vorherige Planung und gleichbleibende Zuwendung jede Eifersucht des bisherigen Babys gegenüber dem neugeborenen Kind völlig vermieden werden kann, auch wenn es in den ersten Monaten nach der Geburt keinerlei Anzeichen für feindselige Gefühle gibt. Sie gehören zur Geschwisterbeziehung dazu, und die Kinder lernen dadurch, als Erwachsene mit Eifersuchtsgefühlen umzugehen. Ein Kind, das immer nur im Mittelpunkt der elterlichen Aufmerksamkeit gestanden hat, beginnt sein Erwachsenenleben mit einem emotionalen Handicap. Zum Ausbruch offener Rivalität kommt es meist zum ersten Mal, wenn das bewegliche und neugierige Baby gegen Ende des ersten Lebensjahres mühsam aufgebaute Türme aus Bauklötzchen umstößt, eine Puppe des älteren Kindes zu sich auf den Boden zieht und an seinen Haaren lutscht oder die Lieblingsdinge des älteren Kindes an sich nimmt und nicht mehr losläßt, bis sie ihm mit Gewalt weggenommen werden. Besonders gegen Ende des ersten Jahres und im zweiten Lebensjahr erscheint dem älteren Kind das Baby also in der direkten Auseinandersetzung um Spielsachen oder den Besitz der Mutter als Gegner. Eltern sollten nicht so erfreut sein über ein Kind, das alle seine Feindseligkeiten gegenüber dem Baby in diesem Stadium erfolgreich verheimlichen kann, weil es vielleicht meint, daß es zu gefährlich ist, solche Gefühle zum Ausdruck zu bringen, und daß ihm seine Eltern als Strafe ihre Liebe entziehen könnten. Gut ist es, wenn Eltern sagen können: „Als mein kleiner Bruder zur Welt kam, dachte ich, daß meine Mutti das Baby lieber hätte als mich", oder: „Als meine kleine Schwester meine Sandburg kaputt gemacht hat, war ich wirklich *sehr* wütend. Ich hätte sie umbringen können!" Oft können Großmütter und Großväter den Kindern Geschichten darüber erzählen, wie das war, als ihre Mütter und Väter Kinder waren. Durch diese Geschichten können die Realität und Intensität von Gefühlen der Kindheit und die Art, wie sie zum Ausdruck gebracht wurden, auf eine Weise illustriert werden, die für ein kleines Kind äußerst befriedigend ist, und es fühlt sich so von den Erwachsenen angenommen.

Die Rolle des Vaters und seine Beziehung zu dem älteren Kind ist in der Zeit nach der Geburt des Babys von außerordentlicher Bedeutung. Er sollte es so oft wie möglich übernehmen, dem Kind beim An- und Ausziehen zu helfen, ihm Schleifen zuzubinden, es zu baden und ins Bett zu bringen. Er kann dem Kind Zeit widmen, um mit ihm zu reden, spazieren zu gehen, zu spielen oder eine Mahlzeit zuzubereiten, die sie dann zusammen essen, während die Mutter ihr Essen ans Bett gebracht bekommt. Es geht nicht nur darum, daß er seiner Frau hilft, sondern er befriedigt die emotionalen Bedürfnisse des Kindes und ist zu einem Zeitpunkt als Vater *aktiv* präsent, zu dem Veränderungen in der Familie für das verdrängte Kind eine bedrohliche Verunsicherung bedeuten können. Wenn der Vater nicht da ist, kann eine andere Frau diese Betreuung im Austausch gegen eine ähnliche Hilfeleistung übernehmen, wenn sie selbst einmal jemanden für ihr Kind braucht. Diese Ereignisse können jedoch zu einem Zeitpunkt stattfinden, wenn das ältere Kind mit etwa zweieinhalb Jahren gerade sehr anhänglich ist, und wenn es nicht schon eine sehr gute Beziehung zu dem Erwachsenen hat, der aushilft, dann ist es von dem Kind zuviel verlangt, wenn es sich in solche Pläne einfügen soll, auch wenn die beteiligten Erwachsenen sie für sehr gut halten.

Großeltern erfüllen eine solche Aufgabe oft in bewundernswerter Weise, und es kann ihnen eine große Freude machen, wenn sie behilflich sein können. Das ist sehr viel wichtiger als ihre Hilfe bei der Versorgung des Neugeborenen. Die Mutter muß ihr Baby selbst erst kennenlernen und seinen Rhythmus herausfinden. Doch wenn die Großeltern sich um das ältere Kind kümmern, dann können sie dazu beitragen, für Mutter und Baby einen Freiraum zu schaffen, in dem sie sich kennenlernen können.

Das ältere Kind braucht sich hier nicht ausgeschlossen zu fühlen. Wenn die Mutter sich ausruht oder das Baby stillt, müssen Wege gefunden werden, wie auch das Kleinkind sich an seine Mutter ankuscheln und an der Liebe teilhaben kann. Leider sind Zwei- bis Dreijährige meist sehr unruhig, und das gemeinsame Ausruhen ist dann nur in einem sehr großen Bett möglich, in dem sich das Kind, von Mutter und Baby durch ein Polster oder einen Kissenberg getrennt, ein weiches Nest bauen kann, etwa so wie bei puritanischen Liebespaaren, die in ihrer Verlobungszeit angekleidet im gleichen Bett liegen durften.

Nach Möglichkeit sollte die Mutter für die Bedürfnisse des älteren Kindes Vorsorge treffen, *bevor* sie sich um das

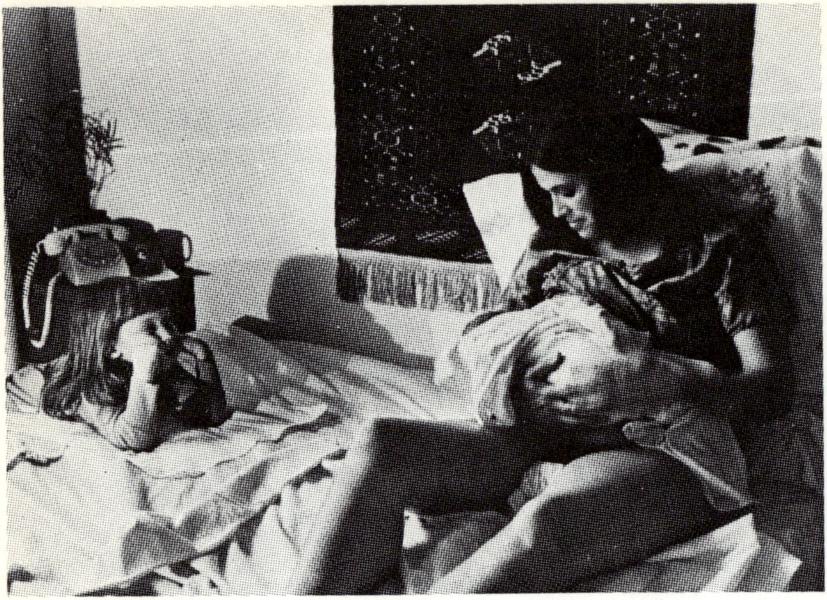

5. Eine Vierjährige schaut gleich nach der Geburt ihrer Mutter und ihrer kleinen Schwester zu.

Baby kümmert. Mit etwas Phantasie läßt sich vorhersehen, was ein Kleinkind braucht. Für meine Älteste war es schwierig, sich mit neugeborenen Zwillingsschwestern abzufinden, als sie selber noch nicht einmal zwei Jahre alt war, und immer, wenn ich stillte, wollte sie ein Glas Wasser. Also dachte ich immer daran, ein Getränk für sie vorzubereiten, ehe ich ein Baby anlegte. Im Schlafzimmer bewahrte ich extra für die Stillzeiten Spielsachen auf, und oft schauten wir ein Buch zusammen an, während ich in einem Arm das Baby und im anderen das ältere Kind hielt. Manchmal saß sie auch mit dem einen Baby in der Mitte des großen Bettes, und ich stillte das andere. Dabei hörten wir uns Musik an, oder ich las ihr eine Geschichte vor.

Wenn ein Baby zur Welt kommt, dann hat das ältere Kind nicht nur ein Bedürfnis danach, geliebt zu werden, man muß ihm auch zeigen, daß es geliebt wird. Am einfachsten ist das in der Geborgenheit des eigenen Zuhauses, wo die Geburt ein natürliches Ereignis im Familienleben ist und das ältere Kind keine Trennung von seiner Mutter überwinden muß. Eine Hausgeburt ist für die älteren Geschwister eine Gelegenheit, die Geburt als einen normalen Lebenseinschnitt zu erleben, an der Freude, ein neues Menschenwesen auf die Welt zu bringen, teilzuhaben, etwas von dem Wunder der Geburt zu erfassen und ihren Beitrag zu einem Familienereignis zu leisten, so klein sie auch sein mögen.

8. Die Geburtsarbeit

Die Rolle des Vaters

In verschiedener Hinsicht kann es für einen Mann schwieriger sein, sich als Vater zu fühlen, als für eine Frau, ihre Mutterrolle anzunehmen. Das Kind ist nicht in seinem Körper herangewachsen, und er hat es nicht geboren. Frauen befürchten oft, daß sie nicht die entsprechenden Muttergefühle haben werden. Männer haben vielleicht hinsichtlich des schwierigen Übergangs zum Vaterwerden ähnliche Ängste, doch können sie sie überspielen, indem sie im außerhäuslichen Bereich ihre den gesellschaftlichen Konventionen entsprechende „männliche" Identität behaupten und sich völlig auf ihre Rolle als Ernährer der Familie konzentrieren, davon ausgehend, daß ihre Frau mit dem Baby gut zurechtkommt. Wenn diese Situation eintritt, werden die Befürchtungen der werdenden Mutter, die sowieso schon unsicher und über ihre Fähigkeiten als Mutter im Ungewissen ist, noch größer; ihr Mann überläßt alles ihr. Ein Paar, das eine Hausgeburt vorhat, erkennt, daß diese Aufteilung der emotionalen und der elterlichen Verantwortung keine Lösung ist. Der Mann weiß, daß er bei der Geburt gebraucht wird, daß seine Frau sich auf ihn verläßt und daß er bei allen Vorgängen wahrscheinlich intensiv beteiligt sein wird.

Bei Klinikgeburten kann der Vater heute oft dabei sein und seiner Frau helfen, indem er sie bei ihrer Atmung und beim Entspannen unterstützt, ihr den Rücken massiert, ihr dabei hilft, die Lage zu wechseln, und bei der Geburt zuschaut. Doch wie wir schon festgestellt haben, ist er Teil eines „Teams", und vom Standpunkt des Personals aus kann auf ihn am ehesten verzichtet werden, wenn es darauf ankommt. Bei den ersten Anzeichen, daß es schwierig werden könnte oder es wirklich etwas zu tun gibt, besteht die Gefahr, daß er hinausgeschickt wird. Er darf dabei sein und ist manchmal sogar willkommen, doch er wird nicht unbedingt gebraucht. Oft berichten Paare, deren erstes Kind in der Klinik zur Welt gekommen ist und die dann beim nächsten Kind zu Hause geblieben sind, wie anders die Rolle des Vaters bei der Hausgeburt war. Oft hört man von Frauen Äußerungen wie: „Ich weiß nicht, was ich ohne ihn gemacht hätte." Einige Frauen können es gar nicht begreifen, daß sie ihre Kinder ohne ihren Partner und dessen Hilfe und Unterstützung zur Welt gebracht haben. Andere Beziehungen, zum Beispiel zur Hebamme oder zum Arzt, verblassen neben der Beziehung zwischen Frau und Mann und erscheinen unbedeutend. Der Mann empfindet sich auch schon als Vater, bevor das Baby geboren ist. Die Geburt des Kindes ist dann ein integraler Bestandteil der Geburt des Mannes zum Vater.

Ein Mann kann sich von der Geburt fernhalten, die von vielen Männern immer noch als Inbegriff aller gefährlichen und verunreinigenden Funktionen des weiblichen Körpers angesehen wird. In der jüdisch-christlichen Gesellschaft wurde von jeher Wert auf die völlige Trennung zwischen männlichen und weiblichen Körperfunktionen gelegt. In früheren Agrargesellschaften wurden männliche und weibliche Rollen getrennt voneinander ausgeübt, und ebenso wurde auch auf Unterschiede im Wissen von Frauen und Männern geachtet. In den Kulturen des Mittelmeerraumes stehen das Männliche und das Weibliche auch heute noch stellvertretend für bipolare Eigenschaften der menschlichen Natur: Männer gelten als intelligent, Frauen als dumm; Männer sind entschlossen, Frauen wankelmütig; Männer sind tapfer, Frauen ängstlich; Männer verläßlich und Frauen unzuverlässig; Männer verantwortungsbewußt, Frauen verantwortungslos.[1]

Die Mystik der weiblichen Welt und insbesondere die geheimnisvollen, blutigen Ausscheidungen des weiblichen

Körpers gelten nicht nur als etwas, das Männer niemals kennen oder verstehen werden, sondern auch als etwas, von dem es sich ganz und gar abzugrenzen gilt, denn wenn ein Mann damit in Berührung gekommen ist, wird er nicht mehr als wirklicher Mann betrachtet. Diese weitverbreitete doch häufig unausgesprochene Vorstellung steckt häufig dahinter, wenn Männer allen mit Geburt zusammenhängenden Dingen ausweichen und die Überzeugung äußern, daß man das „am besten Fachleuten überläßt". Aus diesem Grund haben sie es vorgezogen, sich in die Wirtschaft zu setzen und sich zu betrinken, während ihr Kind geboren wurde, oder in einem Klinikwarteraum qualvolle Stunden des Wartens zu verbringen, während derer sie eine Zigarette nach der anderen geraucht haben, anstatt einem Vorgang beizuwohnen, der für sie in den tabuisierten Bereich des Weiblichen gehört.

Auch heute gibt es noch Männer, die lieber nichts über Geburt wissen möchten, die ihren eigenen emotionalen Reaktionen nicht trauen, Angst davor haben, ihre Frauen von Schmerzen gepeinigt sehen zu müssen, während sie ihrer Meinung nach „nichts dagegen tun können", die fürchten, daß sie durch ihre Anwesenheit bei der Geburt irgendwie um ihre Männlichkeit gebracht würden. Doch in einer Gesellschaft, die sich in einem schnell voranschreitenden Wandlungsprozeß befindet, haben neue Vorstellungen in bezug auf die Beziehung zwischen Frau und Mann und zwischen Eltern und Kindern und im Zusammenhang mit der Bedeutung, die das Zuhause als „ein ungestörter Zufluchtsort vor der immer stärker werdenden Entfremdung" in der Arbeitswelt jetzt gewinnt,[2] zu einer neuen Einstellung gegenüber der Rolle des Vaters bei der Geburt geführt.

Wie wir im 2. Kapitel schon gesehen haben, bestand einer der Hauptgründe der Frauen, mit deren Hausgeburtsberichten ich mich in einer Untersuchung beschäftigt habe, für ihre Entscheidung zu einer Hausgeburt darin, daß sie sich wünschten, ihren Mann an der Geburt teilnehmen zu lassen. Sie waren davon überzeugt, daß dies am einfachsten in ihrem eigenen Zuhause zu bewerkstelligen sei. Oft hatte ihre Entscheidung auch mit früheren schlechten Erfahrungen in der Klinik zu tun, denn ungeachtet der Haltung, daß Männer bei den Wehen und der Geburt dabei sein können, wird der Vater oft wie ein „nebensächliches Anhängsel“[3] der Frau behandelt. Seine Rolle im Kreißsaal findet oft nur eine sehr vordergründige Anerkennung als „unbezahlter Trostspender, durch den der Personalmangel ein wenig gelindert wird“,[4] und oft kommt er sich äußerst fehl am Platz vor.

Zu Hause, in einer vertrauten Umgebung, in der er bestimmen kann, kann er seine Identität als eigenständige Person und nicht lediglich als der Partner der gebärenden Frau wahren, was für ihn in der Klinik häufig nicht möglich ist. Zum Beispiel ist es wohl ziemlich sinnlos, daß ein Vater sich in seiner eigenen Wohnung extra andere, sterile Kleidung anzieht. Die Frau bringt ihr Kind in dem Bett zur Welt, in dem er bis jetzt auch geschlafen hat und in das er oft gleich wieder zurückkehrt, sobald das Baby geboren ist. Er sitzt oder liegt neben ihr auf dem Bett, was auf dem hohen, harten und schmalen Entbindungsbett in der Klinik ein Ding der Unmöglichkeit wäre. Er kann spontan engen Körperkontakt zu seiner Frau haben, etwas, das ihm in einer Klinik, in der Väter als gefährliche Bakterienträger betrachtet werden, nur Stirnrunzeln einbringen würde. Bei einer Hausgeburt ist der Mann aktiv beteiligt, und zwar deshalb, weil sein Beitrag notwendig ist. Es brauchen keinerlei Zugeständnisse gemacht zu werden, damit er mit seiner Frau zusammen sein kann. Er ist einfach da, weil sie sich auf ihn verläßt. Auch die Hebamme rechnet auf seine Hilfe und auf seine Vertrautheit mit seiner Frau und der Umgebung. Wenn die Hebamme etwas braucht, weiß er, wo es zu finden ist. Er bietet an, Tee zu kochen und serviert ihn. Er achtet auf die richtige Zimmertemperatur und stellt Möbel um, die im Weg sein könnten. Er ist ebensosehr Gastgeber und Ehemann.

Zu Hause erlebt er gemeinsam mit seiner Frau ein ganz intimes, persönliches Ereignis, das sich oft grundlegend von den Vorgängen auf dem öffentlichen Schauplatz eines Klinikkreißsaals unterscheidet, wo nicht nur ein Team von Hebammen und Ärzten aus- und eingeht, sondern wo auch Studenten dabei sind, Leute, mit denen er gar nicht erst bekannt gemacht wird und deren Namen er höchstens aufschnappt, wenn sie angesprochen werden oder andere Teammitglieder sie im Gespräch erwähnen. Es herrscht ein ständiges Kommen und Gehen ohne Vorwarnung. Es kommen nicht nur völlig unbekannte Klinikangestellte herein, um etwas auszurichten, sondern oft hat man sich gerade an ein vertrautes Gesicht gewöhnt, und schon findet ein Schichtwechsel statt und es kommt jemand neues. Frauen berichten oft, daß sie das „unruhig" oder „verwirrt" macht. Nicht weniger verwirrend ist es für die Väter.

Bei einigen Paaren hängt es auch mit ihrer Lebenseinstellung zusammen, daß sie sich für eine Hausgeburt entscheiden. Sie legen Wert darauf, daß die Beziehungen zwischen Menschen auf gegenseitigem Vertrauen und gegenseitiger Fürsorge beruhen. Die individuelle Fürsorge geht ihrer Meinung nach im bürokratischen System der Geburtsleitung und -überwachung bei Klinikgeburten unter. Ein Mann mit einer solchen Einstellung sieht es als Teil seiner Verantwortung gegenüber seiner Frau und seinem Kind an, aktiv an der Geburt teilzunehmen und zu einer Atmosphäre beizutragen, die sich von der in den meisten Kliniken herrschenden Atmosphäre grundlegend unterscheidet. Ein Mann berichtet zum Beispiel darüber, daß er die Entbindungsstation des örtlichen Krankenhauses besucht hat:

„Danach wußten wir, daß wir unser Kind nicht an so einem Ort unter lauter fremden Leuten zur Welt kommen lassen wollten, sondern im Kreis vertrauter Familienmitglieder und Freunde und in einer vertrauten Umgebung. Wir wollten auch, daß unser Kind von den Armen seines Vaters empfangen wird und seinen ersten Atemzug inmitten seiner Familie macht."[5]

Ganz gleich, ob ein Vater wie dieser Mann sein Kind selber in Empfang nehmen möchte oder nicht, auf jeden Fall kann er während der ganzen Geburt eine sehr positive und aktive Rolle spielen. Frauen, die über ihre Erfahrungen bei der Hausgeburt berichtet haben, betonen, wie wichtig es ist, daß der Mann an einer Geburtsvorbereitung teilnimmt und nicht einfach nur einen besonderen „Abend für Väter" geboten bekommt:

„Peter und ich sprachen sehr wenig ... doch es bedeutete sehr viel, daß er neben mir saß. Ich achtete kaum auf die Hebammen, sondern war sehr stark auf den Augenkontakt mit Peter angewiesen. Das hätte sicherlich keine große Bedeutung gehabt, wenn er nicht an dem Geburtsvorbereitungskurs teilgenommen hätte. Er wußte genau so wie ich, was ich gerade machte und daß es half. Es war ein wunderbares Gefühl, zu spüren, wie groß sein Vertrauen in mich war."

Wenn ein Kind zu Hause zur Welt kommt, sollte der Mann die Techniken im Umgang mit den Wehen und für die verschiedenen Beschwerden während der Wehen wie zum Beispiel Rückenschmerzen, Krämpfe, Zittern der Beine und Hyperventilieren kennen, damit er ihr helfen kann, und er sollte die gleichen Ausdrücke und Sätze gebrauchen, die auch bei ihrer gemeinsamen Geburtsvorbereitung verwendet worden sind. Da nur wenige Frauen mit jeder Wehe ohne Schwierigkeiten zurechtkommen, ist es auch sehr wichtig, daß er die Atemmuster kennt und mit ihr zusammen atmen kann, und daß er weiß, was es mit der Entspannung während der Wehen auf sich hat, und sich selber bewußt entspannen kann. Es genügt nicht, ein Buch darüber zu lesen, obwohl das zusätzlich zu dem Kurs von großem Wert sein kann.

Außerdem sollte er mit ihr auch Wehen simuliert haben, indem er einen starken Reiz anwendet, auf den sich die Frau durch bewußtes Atmen, neuromuskuläre Entspannung und gezielte Konzentration einstellt. Dieser Reiz kann durch „Stecknadeln" am Unterarm (ein fester Griff mit beiden Händen, bei dem die Haut zusammengeschoben wird) oder Druck am Handgelenk hervorgerufen werden, doch am wirkungsvollsten ist wahrscheinlich ein Kneifen in die Innenseite des Oberschenkels, das allmählich immer intensiver wird.

Nach 20 bis 30 Sekunden gibt der Mann mit dem Druck seiner Finger allmählich wieder nach, so daß die ganze Probewehe 45 Sekunden bis zwei Minuten dauert. Das ist nicht nur eine gute Übung, durch die die schwangere Frau lernt, mit verschiedenartigen Wehen umzugehen, sondern auch für ihn eine Möglichkeit, zu beobachten, wie sie auf schmerzhafte Reize reagiert, und herauszufinden, wie er ihr dabei helfen kann, ihnen mit Entspannung und kontrollierter Atmung anstatt mit unwillkürlichen Muskelanspannungen und panischem, schnellem Atmen zu begegnen. Er lernt, in welchen Momenten sie am meisten dazu neigt, ihre Muskeln anzuspannen, und wie er ihr am besten helfen kann, sich völlig zu entspannen. Dieses Wissen darüber, wie sie aussieht, was für einen Gesichtsausdruck sie hat, wie sie atmet und welche Muskelgruppen sie am ehesten anspannt, ist für sie während der Wehen eine große Hilfe, weil er mit ihr zusammen immer besser wahrnehmen kann, wo bei ihr noch *Restspannungen* vorhanden sind. Oft kommt es während der Geburt zu einem Aufstauen dieser Spannungen, weil sie von einer schwierigen Wehe in die nächste mit hinübergenommen werden. Dabei kann es sich um so leichte Spannungszustände handeln, daß niemand sie bemerkt, und sogar die Frau selbst ihre Verkrampfung vielleicht gar nicht wahrnimmt. Wenn sie vorher miteinander geübt haben, konnten sie Wege finden, wie er wirksam dazu beitragen kann, daß sie durch eine Berührung, ein Wort oder einen Kuß sofort ihre Muskulatur losläßt. Sehr leicht können die Anweisungen, was Paare in bestimmten Situationen tun können oder sollen, so systematisch werden, daß dabei die spontanen Regungen zwischen einer Frau und einem Mann, die sich lieben, in Vergessenheit geraten oder als unwichtig in den Hintergrund treten. Die Ausschüttung von Oxytozin, die eine Reaktion auf sexuelle Empfindungen ist, und liebevolle Gefühle können mehr als alle Techniken zu einem stetigen Öffnen des Muttermundes und einer harmonischen Gebärmuttertätigkeit beitragen.

Wenn ein Mann bei der Geburt dabei ist, ohne über die Vorgänge im Körper einer Frau Bescheid zu wissen und ohne zu erfassen, was für eine psychische Erfahrung das für seine Frau sein kann, dann schafft er sich damit selber Nachteile. Es ist notwendig, daß er über die Art schmerzhafter Reize während der verschiedenen Geburtsphasen Bescheid weiß, damit er nachfühlen kann, was sie empfindet, und in einer Weise an dem Ereignis teilnehmen kann, wie es für jeden, der lediglich Kenntnisse über die Anatomie und Physiologie besitzt, unmöglich ist. Der Biologieunterricht ist eine unzureichende Vorbereitung für einen Mann, der aktiv an der Geburtsarbeit Anteil nehmen will. Auch ein Studienkurs in Biologie kann keine Vorbereitung auf die wirkliche Erfahrung oder die emotionalen Eindrücke sein, die auf ihn ebenso einstürmen wie auf die Frau, die das Kind zur Welt bringt.

Wenn der Mann Medizin studiert hat und besonders, wenn er in der Geburtshilfe gearbeitet hat, mag er über die notwendigen Informationen hinsichtlich der körperlichen Vorgänge verfügen, doch in anderer Hinsicht befindet er sich vielleicht in einem noch größeren Nachteil als der werdende Vater, der wenig über die medizinischen Vorgänge weiß. Es ist etwas ganz anderes, alles über „den" Uterus und „den" Fötus zu erfahren, als wenn er die Tätigkeit der Gebärmutter bei seiner Frau wahrnimmt oder aktiv daran beteiligt ist, wenn sein Kind auf die Welt kommt. Ich glaube nicht, daß selbst der liebevollste Ehemann, auch wenn er Arzt ist, ausreichend darauf vorbereitet ist, seiner Frau zu helfen oder den emotionalen Eindrücken gewachsen zu sein, wenn er nicht auch an einem Vorbereitungskurs oder einer Gesprächsgruppe für werdende Eltern teilgenommen hat.

In einem Kurs für Paare hatte ich einmal die Rolle einer Frau gegen Ende der Eröffnungsphase übernommen, die Schwierigkeiten hatte und die Fassung verlor. Ich hatte die Männer, die alle schon an vier oder fünf Kursstunden teilgenommen hatten, um Hilfe gebeten. Wir hatten vorher schon besprochen, welche Möglichkeiten es gibt, einer Frau während der Geburtsarbeit zu helfen, mit bedrohlichen Wehen umzugehen. Ich atmete sehr übertrieben, drückte meinen Rücken durch, schrie auf und klammerte mich an den Kissen unter meinem Kopf fest. Ich wand mich am Boden und war in die flache Rückenlage gerutscht, fuchtelte mit Armen und Beinen in der Luft herum, um irgendwie dem Schmerz auszuweichen. Zufällig nahm auch ein Arzt an dem Kurs teil, und aus irgendeinem Grund rührte niemand einen Finger, um mir zu Hilfe zu kommen, wahrscheinlich weil alle auf ihn warteten und meinten, daß er bestimmt am besten wußte, welche Maßnahmen zu ergreifen seien. Nach einigen Minuten setzte sich ein Philosophiedozent neben mich, legte seine Arme um mich und richtete mich auf. Dann sagte er bestimmt: „Mach die Augen auf. Schau mich an. Atme mit mir zusammen. Ich bin bei dir", und nahm sich weiterhin der Situation an. Nach der Sitzung kam der Arzt zu mir und sagte: „Ich habe mich noch nie im Leben so unbehaglich gefühlt. Ich wußte nicht, was ich tun sollte. Mir ist klargeworden, daß ich mich bisher nur für die Entbindung interessiert habe und daß ich keine Ahnung hatte, wie ich einer Frau dabei helfen kann, mit der Eröffnungsphase umzugehen." Einige Wochen später meinte er zu mir: „Die Geburtshilfe ist für mich jetzt sehr viel interessanter. Wenn es mir irgendwie möglich ist, bleibe ich gegen Ende der Eröffnungsphase bei den Patientinnen. Die ganze Sache ist wirklich aufregend geworden!"

Der Mann ist bei der Geburt nicht nur zum Händchenhalten oder als „Voyeur" da. Um seiner selbst willen und auch zum Vorteil seiner Frau braucht er eine deutliche Rolle. Er ist da, um in einer psychischen Partnerschaft Kraft und Liebe zu geben. Dazu braucht er eine gute Vorbereitung, die an die jeweilige Umgebung angepaßt ist, in der die Geburt stattfindet.

Hilfe während der Geburtsarbeit: Das ablaufende Wehenmuster

Es wurden bereits einige Berichte von Frauen angeführt, die darüber Auskunft gaben, wie ihre Partner ihnen während der Geburtsarbeit geholfen haben. Auf den folgenden Seiten werden wir nun die Hauptphasen des Geburtsvorgangs zu Hause im Hinblick darauf betrachten, was der Mann jeweils tun kann, wenn bestimmte Stationen erreicht sind.

Erste Anzeichen für den Geburtsbeginn

Was passieren kann:
Bei vielen Frauen zeichnet es – sie haben leichte Schmierblutungen wie zu Beginn der Periode. *Wenn es zu anhaltenden Blutungen kommt, den Arzt anrufen.*

Schmerzen im Kreuz *oder*

Krämpfe wie bei einer Verstopfung *oder*

ein Gefühl, als würde ein breites Gummiband in regelmäßigen Abständen von etwa fünf Minuten um den Unterbauch herum angezogen *oder*

menstruationsähnliche Beschwerden *oder*

langsames Heraustropfen des Fruchtwassers *oder*

Blasensprung, das Fruchtwasser strömt heraus. *Rufen Sie den Arzt oder die Hebamme an, wenn das passiert.*

Ein Drang, ständig etwas Stuhl zu entleeren.

Der Muttermund wird hochgezogen und verstreicht.

Was die Frau tun kann:
Wenn Sie nicht sicher sind, ob die Geburt wirklich begonnen hat, dann machen Sie etwas, das ihrer jetzigen Tätigkeit genau entgegengesetzt ist:

Wenn Sie im Bett liegen, dann stehen Sie auf und gehen im Garten oder Park spazieren oder arbeiten etwas im Garten oder in der Küche.

Wenn Sie gerade sehr aktiv sind, dann ruhen Sie sich aus

und versuchen zu schlafen oder gehen Sie ins Kino (Sie können jederzeit wieder gehen, wenn Ihnen danach ist).

Wenn Sie längere Zeit nichts gegessen haben, dann nehmen Sie eine leichte, gut verdauliche Zwischenmahlzeit zu sich, die Ihnen rasch Energie gibt, zum Beispiel eine Suppe, einen Avocado, ein Omelette, ein Milchgetränk, ein Honigbrot, Joghurt, Weintrauben, Banane. Auch ihr Partner sollte etwas essen. Wenn die Geburt sehr sanft beginnt, dann gehen Sie zusammen in einem angenehmen Lokal essen.

Bereiten Sie das Zimmer vor. Sorgen Sie für genügend Licht. Blumen? Kerzen? Tonbandgerät? Fotoapparat oder Filmkamera?

Wenn Sie müde sind, dann ruhen Sie sich in einem abgedunkelten Zimmer aus und schlafen Sie ein wenig, bevor die Geburt richtig anfängt. Schon nach einer halben Stunde werden Sie sich frischer fühlen.

Lassen Sie den Abwasch stehen.

Setzen Sie sich in die Badewanne.

Wenn das Fruchtwasser läuft, so legen Sie zwei Binden unter und bleiben Sie bei sich zu Hause oder in Ihrem Garten.

Wie der Mann helfen kann:
Bleiben Sie ruhig, zuversichtlich und liebevoll.

Überlegen Sie sich noch einmal alle organisatorischen Dinge, also legen Sie die Telefonnummern der Hebamme und des Arztes bereit, überprüfen Sie, ob alles für die Geburt vorbereitet ist, ob genügend Essen im Haus ist, ob das Auto vollgetankt ist, falls es gebraucht wird. Richten Sie zusammen das Bett mit einer Gummimatte, Lagen von Zeitungspapier und einem Bettlaken, frischen Bettbezügen und so vielen Kissen, wie Sie nur herbeischaffen können. Sorgen Sie dafür, daß ein Heizofen im Zimmer ist. Räumen Sie die Küche auf, trocknen Sie die Wäsche und erledigen Sie andere Sachen im Haus, die unbedingt fertig werden müssen, damit es nachher nicht hektisch wird.

Legen Sie sich zusammen mit Ihrer Frau hin und ruhen Sie sich aus oder sorgen Sie für Ruhe, so daß sie sich entspannen kann, falls sie das möchte.

Begleiten Sie sie, falls sie eine andere Umgebung oder körperliche Aktivität möchte.

Wenn die Fruchtblase gesprungen ist, so bringen Sie ihr ein saugfähiges, sauberes Handtuch.

Wenn Sie auf die Toilette gehen möchte, dann sorgen Sie dafür, daß es dort warm ist.

Am Anfang der Eröffnungsphase

Was vor sich geht:
Regelmäßige Wehen alle fünf bis zehn Minuten, die stärker werden und dichter aufeinander folgen, bis sie alle drei bis vier Minuten kommen. Sie können abwechselnd stark und schwach sein. Möglicherweise Rückenschmerzen und Ziehen in den Oberschenkeln.

Der Muttermund öffnet sich auf fünf Zentimeter (ist halb eröffnet)

Was die Frau tun kann:
Fahren Sie mit leichten Arbeiten im Haus fort. Spielen Sie mit Ihrem älteren Kind oder gehen Sie mit ihm spazieren. Durch eine aufrechte Haltung wird die Eröffnung beschleunigt.

Spielen Sie Schach oder Scrabble oder lösen Sie Kreuzworträtsel, lesen Sie ein amüsantes oder spannendes Buch oder lassen Sie sich etwas vorlesen.

Führen Sie transzendentale Meditation oder leichte Yogastellungen aus und machen Sie Atemübungen.

Hören Sie sich Musik an oder machen Sie selber welche, singen oder tanzen Sie, machen Sie eine Pause, um bei einer Wehe bewußt zu atmen.

Beschäftigen Sie sich mit etwas Kreativem, das Ihnen jetzt Spaß macht.

Wenn die Wehen sehr langsam kommen, dann laden Sie gute Freunde ein, um den Geburtsbeginn zu feiern.

Nehmen Sie ein Vollbad.

Rufen Sie die Hebamme an, wenn die Wehen mindestens 45 Sekunden dauern und in regelmäßigen Abständen kommen oder wenn Sie das Gefühl haben, daß jetzt der richtige Zeitpunkt dafür ist. Für die Hebamme ist es eine Hilfe, wenn sie weiß, daß Sie sie vielleicht heute brauchen werden, bevor sie morgens aus dem Haus geht.

Atmen Sie bei jeder Wehe zu Beginn langsam durch die Nase ein und gegen Ende durch den Mund aus. Falls nötig, atmen Sie auf dem Höhepunkt einer Wehe schneller und flacher und durch leicht geöffnete Lippen, wenn Ihnen das angenehmer ist.

Wie der Mann helfen kann:
Schauen Sie alle 15 bis 30 Minuten bei einer Wehe auf die Uhr, je nachdem, wie häufig sie kommen, und schreiben Sie jedesmal die Wehendauer und die Pausen dazwischen auf.

Leisten Sie ihr bei allem, was sie macht, Gesellschaft.

Hören Sie auf zu reden, wenn eine Wehe beginnt, und wenden Sie sich ihr ganz zu. Fragen Sie sie nach ihren Wünschen. Seien Sie bereit, das Fenster weiter aufzumachen oder zu schließen, sie wärmer zuzudecken oder ihr Kühlung zu verschaffen, ihr frische Binden zu bringen und mit ihr ins Bad zu gehen.

Wenn Sie ältere Kinder haben, dann beschäftigen Sie sich mit ihnen und veranlassen Sie, daß jemand kommt, der sich um sie kümmert.

Lassen Sie für sie das Badewasser einlaufen und bleiben Sie in der Nähe, solange sie in der Badewanne sitzt.

Wenn sie Rückenschmerzen hat, dann bieten Sie ihr an, an der Stelle festen Druck auszuüben, oder massieren Sie ihr während der Wehe den Rücken, entweder mit dem *Handballen,* wobei die Finger leicht auf der Haut ruhen, oder mit den Fingerknöcheln; vorher sollten Sie ein wenig Talkumpuder darauf verstäuben. Oder legen Sie auf die schmerzende Stelle eine Wärmflasche.

Fortgeschrittene Eröffnungsphase

Was vor sich geht:
Alle zwei bis drei Minuten regelmäßige Wehen, die 60 Sekunden oder länger dauern.

Die Fruchtblase kann platzen, wenn das noch nicht geschehen ist.

Alles wird sehr viel heftiger und intensiver erlebt.

Die Frau wird jetzt ernster, sie braucht die Kraft, die sie *zwischen* den Wehen sammelt, und möchte sich deshalb voll auf ihre Geburtsarbeit konzentrieren.

Sie gerät leicht aus der Ruhe, wird ungeduldig, ist empfindlich.

Es kann zu Übelkeit und Erbrechen kommen.

Es kommt zu immer stärkerem Druck auf den After und den Mastdarm.

Der Muttermund ist acht Zentimeter oder weiter eröffnet.

Was die Frau tun kann:
Dösen Sie zwischen den Wehen und entspannen Sie sich vollkommen.

Konzentrieren Sie sich während der Wehen auf das Gesicht ihres Mannes, gewölbte Formen im Zimmer oder auf den Blick aus dem Fenster.

Atmen Sie aus, wenn Sie eine Wehe kommen spüren, um sie zu begrüßen. Gehen Sie dann auf eine so leichte und schnelle Atmung über, wie Ihnen das richtig erscheint. Beenden Sie jede Wehe mit einem Erfrischungsatemzug, atmen Sie ganz *aus.*

Versuchen Sie es auf dem Höhepunkt einer Wehe mit der Schmetterlingsatmung, bei der Sie leicht lächeln. Wenn Sie schnell atmen, *muß* die Atmung flach sein, sonst hyperventilieren Sie. Sie atmen zuviel Kohlensäure ab, und es wird Ihnen schwindelig. Ihre Atmung sollte fast lautlos sein.

Wenn Sie mit der Atmung aus dem Rhythmus kommen und sich angespannt fühlen, dann atmen Sie heftig durch die gespitzten Lippen aus, lassen Sie sich Zeit, um automatisch wieder einzuatmen, und fahren Sie dann mit Ihrer Schmetterlingsatmung fort.

Versuchen Sie, eine bequeme Haltung zu finden. Der Rücken einschließlich Kreuz, der Nacken, der Kopf und die Beine sind mit festen Kissen gut abgestützt.

Die Hebamme bietet unter Umständen Dolantin oder Lachgas an. Wenn Sie Lachgas nehmen wollen, dann drükken Sie die Maske fest gegen das Gesicht und nehmen zwei lange, langsame Atemzüge, wenn die Wehe beginnt, wobei Sie durch den offenen Mund ausatmen (zählen Sie bei jedem Ein- und Ausatmen bis fünf). Legen Sie dann die Maske weg und machen Sie gleich mit der Schmetterlingsatmung weiter.

Wie der Mann helfen kann:
Bleiben Sie in ihrer Nähe.

Machen Sie weiter wie bisher.

Lassen Sie sie wissen, daß sie ihre Sache gut macht. Sagen Sie ihr, daß Sie sie lieben.

Wenn Sie berührt, gestreichelt, massiert oder einfach nur festgehalten werden möchte, dann gehen Sie auf ihre Wünsche ein. Wenn sie lieber in Ruhe gelassen werden möchte, um sich auf diese heftigen Wehen zu konzentrieren und mit ihnen mitzuarbeiten, dann haben Sie Verständnis für dieses Bedürfnis. Viele Frauen finden es hilfreich, wenn sie während schwieriger Wehen Blickkontakt mit ihrem Partner haben. Wenn sie die Augen verdreht, den Nacken anspannt oder bei ihren Schmerzen den Kontakt zu ihrer Umgebung zu verlieren scheint, dann bringen Sie sie dazu, die Augen aufzumachen und Sie anzuschauen. *Atmen Sie mit ihr zusammen.*

Achten Sie auf den Höhepunkten der Wehen darauf, daß sie die Backenatmung macht und leise atmet, wobei die Schultern entspannt sind.

Erinnern Sie sie daran, daß mit jeder Wehe gute Arbeit geleistet wird und die Geburt dadurch immer näher heranrückt.

Üben Sie Druck auf ihr Kreuz aus oder massieren Sie sie dort, so oft sie das möchte, oder setzen Sie sich aufs Bett, so daß Sie mit ihrem Becken gegen ihr Kreuz drücken.

Halten Sie eine Schüssel bereit, falls ihr schlecht wird.

Wenn sie einen ängstlichen Gesichtsausdruck bekommt, dann achten Sie darauf, daß sich das nicht in Ihrem Gesicht wiederspiegelt.

Lächeln Sie sie an, vermitteln Sie Zuversicht und geben Sie ihr ruhige, liebevolle Unterstützung.

Rufen Sie die Hebamme an, wenn Sie das bis jetzt noch nicht gemacht haben.

Übergangsphase

Was vor sich geht:
Die Wehen, die im Abstand von eineinhalb bis zwei Minuten kommen, können einem fast so erscheinen, als kämen sie ununterbrochen, wenn jede etwa 90 Sekunden dauert. Einige haben vielleicht sogar zwei Höhepunkte.

Es tritt ein „Brennen", ein intensives Gefühl von „Wärme" am unteren Teil der Gebärmutter auf, wenn Gewebe des Muttermundes sich über den Kopf des Babys schiebt und das Baby nach unten durch den Muttermund hindurchgedrückt wird.

Zeichen für das Einsetzen des Preßdrangs: Schluckauf, Kloß im Hals, unwillkürliches Atemanhalten, Stöhnen beim Ausatmen am Ende einer Wehe.

Die Beine können zu zittern beginnen.

Hitze- oder Kältegefühle; die Frau fühlt sich verloren, hin- und hergeworfen und geschwächt wie in einem winzigen Boot auf stürmischer See; vielleicht möchte sie nicht angefaßt werden; erhöhte Reizbarkeit und Direktheit.

Benommenheit zwischen den Wehen.

Sie kann vergessen, daß sie ein Kind zur Welt bringt.

Empfindungen, als befände sich hinter dem After eine Pampelmuse.

Der Muttermund eröffnet sich auf zehn Zentimeter, er ist völlig eröffnet.

Was die Frau tun kann:
Begrüßen Sie jede Wehe, indem Sie ausatmen; wenn es Ihnen schwerfällt, während der Wehen ein regelmäßiges Atemmuster durchzuhalten, dann atmen Sie fest aus, als würden Sie einen Ballon wegpusten, und zwar in einem Rhythmus von drei bis sechs Schmetterlingsatemzügen, auf die ein- oder zweimal Ausblasen folgt; machen Sie am Ende jeder Wehe einen langen, ausgiebigen Erholungsatemzug, so daß Sie bereit sind, unverzüglich mit der nächsten Wehe mitzuatmen, falls das erforderlich ist.

Nutzen Sie jede Ruhepause, um sich vollständig zu erholen. Lassen Sie sich gegen die Kissen sinken und entspannen Sie sich völlig.

Lassen Sie das Gesäß los, geben Sie mit Ihrem Beckenboden nach, so daß er wie bei einer Hängematte schwer durchhängt.

Wie der Mann helfen kann:
Sagen Sie ihr, was für große Fortschritte die Geburt schon gemacht hat und daß sie das Baby bald in den Armen halten wird.

Unterstützen Sie sie ebenso wie gegen Ende der Eröffnungsphase.

Vielleicht ist es ihr angenehm, mit einem in kühles/warmes Wasser getauchten Schwamm abgewischt zu werden.

Vielleicht möchte sie gerne eine Wärmflasche zwischen ihren Beinen, an den Füßen oder im Kreuz haben.

Eine veränderte Haltung kann sehr viel helfen; vielleicht hat sie das Gefühl, ans Bett gefesselt zu sein, deshalb braucht sie (in den Wehenpausen) Hilfe, um eine andere Position zu finden.

Möglicherweise tut ihr fester Druck durch Berührung oder Massage gut. Wenn sie zittert, dann kann eine feste Massage der inneren Oberschenkel sehr gut sein; massieren Sie mit beiden Händen und den ganzen Handballen, wobei die Finger nach unten zeigen, von oben die Innenseite der Oberschenkel entlang bis zu den Knien, und führen Sie dann die Hände mit einem leichten Streicheln wieder zurück. Führen Sie dabei ununterbrochene, rhythmische Bewegungen aus. Wenn sie auf der Seite liegt, so tut ihr vielleicht eine feste Gesäßmassage gut. Sie gehen vor, als würden Sie Brot kneten, halten jedoch die Hände still und bewegen nur die Finger.

Loben Sie sie viel und sagen Sie ihr, wie weit sie schon ist. Sie sind ihr Anker im stürmischen Meer.

Bieten Sie ihr zwischen den Wehen kleine Schlucke kaltes Wasser oder Eiswürfel zum Lutschen an; Vaseline oder Lippenpomade sind gut bei trockenen Lippen.

Achten Sie darauf, daß es während jeder Wehe im Zimmer ruhig ist und eine friedliche Atmosphäre herrscht.

Die Erholungspause

Was vor sich geht:
Nachdem der Muttermund vollständig eröffnet ist, können die Wehen schwächer werden oder fünf bis 20 Minuten lang ganz abklingen.

Was die Frau tun kann:
Ruhen Sie sich aus; schließen Sie die Augen und genießen Sie die Erholung.

Wie der Mann helfen kann:
Streicheln Sie ihr das Haar aus der Stirn, waschen Sie ihr das Gesicht. Bieten Sie Ihr Eau de Cologne oder Toilettenwasser

an. Suchen Sie Babykleidung heraus, wärmen Sie die Windeln an; prüfen Sie nach, ob das Zimmer für das Baby warm genug ist. Ist leise, angenehme Musik erwünscht?

Entspannen Sie sich und warten Sie geduldig, bis die Gebärmutter ihre Tätigkeit wieder aufnimmt.

Austreibungsphase

Was vor sich geht:
In Wellen von einer bis vier Minuten taucht während jeder Wehe der unwiderstehliche Drang auf, zu pressen und das Baby durch den Geburtskanal hinauszuschieben; das kann ein Gefühl sein, *als würden Sie gedrängt,* anstatt selber zu schieben. Der Druck auf den After kann sich sehr ungewöhnlich anfühlen; mit Fortschreiten der Austreibungspha-

6. Das Paar hockt zusammen auf dem Bett, die Frau kniet während einer Wehe, und ihr Mann unterstützt sie ruhig dabei. Die Helfer halten sich in der Nähe auf, damit das Paar ungestört ist.

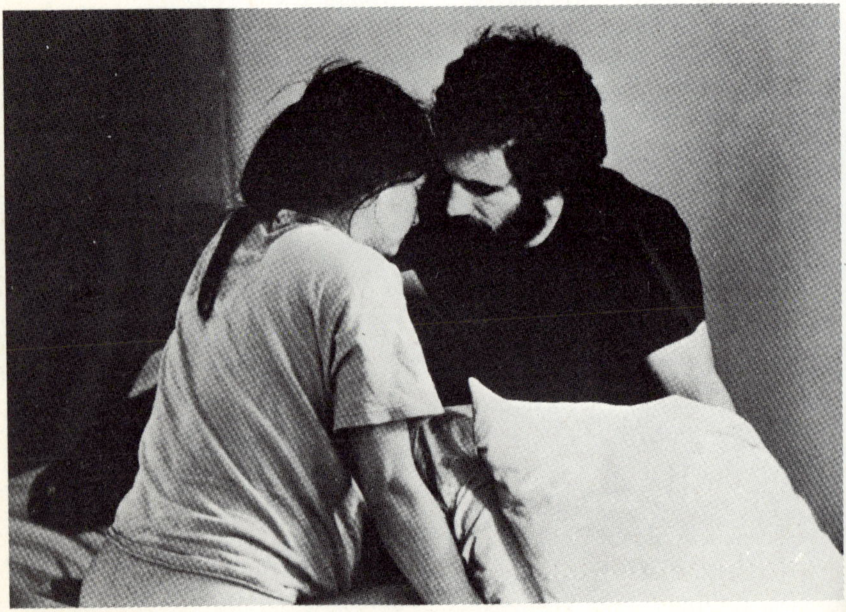

se wird die Scheide gedehnt, was mit einem Gefühl von Prickeln, Dehnung und Hitze verbunden ist.

Es kann beim Pressen etwas Stuhl abgehen und/oder etwas mehr Blut kommen.

Was die Frau tun kann:
Probieren Sie Haltungen aus, bis Sie die richtige finden. Versuchen Sie es mit Sitzen, Knien, in der Hocke und im Vierfüßlerstand.

Der richtige Zeitpunkt zum Pressen ist gekommen, wenn Sie pressen *möchten;* geben Sie Ihren Impulsen nach, verlassen Sie sich auf Ihre Gefühle.

Fahren Sie während der Wehen fort, leicht und schnell durch den locker geöffneten Mund zu atmen, es sei denn, Sie möchten auf dem Höhepunkt des Preßdrangs spontan den Atem anhalten; halten Sie dann den Atem an, lassen Sie die Lippen leicht geöffnet; atmen Sie, sobald Sie können, wieder mit kleinen kurzen Atemzügen.

Beugen Sie während einer Preßwehe den Kopf nach vorn; der Mund bleibt locker und weich; entspannen Sie Schultern, Beine und Füße.

Genießen Sie das Gefühl der Fülle und Schwere am Bekkenboden und drücken Sie beim Pressen die Muskeln vorwärts und nach unten, wie bei einem Lift, der ins Untergeschoß fährt. Gehen Sie jetzt zu einer Haltung über, in der Sie von derjenigen oder demjenigen, die das Baby in Empfang nehmen, gut erreicht werden können; normalerweise schieben Sie dafür Ihr Gesäß nach vorn, so daß Sie auf der unteren Wirbelsäule sitzen, oder Sie liegen mit gerundetem Rükken für die linke laterale Entbindung auf der Seite.

Fühlen Sie mit Ihren Händen den Hinterkopf des Babys in der Scheide und dann den ganzen Kopf, wenn es herausgeglitten ist.

Hören Sie auf zu pressen, wenn der Kopf die Schamlippen zu dehnen beginnt, und atmen Sie so, daß das Baby ausgeatmet und nicht plötzlich hinausgestoßen wird. Denken Sie bei jedem Ausatmen ,,komm, komm, komm" oder ,,mach auf, mach auf, mach auf".

Strecken Sie Ihre Arme nach dem Baby aus und tun Sie das, wonach Ihnen zumute ist.

Nehmen Sie das nackte Baby zu sich auf Ihre Haut.

Wie der Mann helfen kann:
Stützen Sie sie gut ab oder helfen Sie ihr, eine Haltung einzunehmen, in der der Oberkörper gut erhöht ist; die Haltung, in der sie sich am wohlsten fühlt, ist die richtige; es kann sehr gut sein, wenn Sie hinter ihr sitzen oder knien, so daß der Rücken und die Schultern einen guten Halt haben.

Wenn die Hebamme noch nicht da ist, dann halten Sie weiche Wattebällchen bereit, die in abgekochtem Wasser mit antiseptischer Lösung ausgedrückt worden sind, und wischen Sie damit von der Scheide weg nach unten, wenn ihr After abgewischt werden muß; neben sich haben Sie einen Eimer für Abfälle. Reiben Sie sie mit einem kalten Schwamm ab; bieten Sie ihr zwischen den Wehen Eisbröckchen an.

Ermuntern Sie sie, indem Sie ,,öffne dich" oder ,,gut" zu ihr sagen, nicht ,,Pressen".

Sagen Sie es ihr, wenn Sie den Kopf sehen können, und halten Sie ihr einen Spiegel hin, damit sie ihn auch sieht.

Vielleicht möchten Sie das Baby selber mit Ihren Händen empfangen und/oder die Nabelschnur durchtrennen; Sie können das der Hebamme vorschlagen.

Heißen Sie das Baby bei der Geburt willkommen. Lassen Sie Ihren Gefühlen freien Lauf!

Nach der Geburt

Was vor sich geht:
Die Plazenta und die Eihäute werden etwa innerhalb der nächsten 45 Minuten geboren. Sie haben dann noch einmal Wehen.

Sie sollten nicht mehr als etwa einen Viertelliter Blut verlieren.

Vielleicht haben Sie jetzt großen Hunger.

Was die Frau tun kann:
Streicheln Sie das Baby.

Schauen Sie, wann das Baby die Augen aufmacht – ein großartiger Augenblick!

Legen Sie das Baby an die Brust.

Schieben Sie mit, um die Plazenta zu gebären. Wenn Sie sie gerne anschauen möchten, bitten Sie die Hebamme darum.

Massieren Sie die Gebärmutter.

Atmen Sie langsam ein und dehnen Sie Ihren Bauch aus; atmen Sie dann lange und kontrolliert durch die gespitzten Lippen aus, wobei Sie die Bauchdecke einziehen und die Wirbelsäule in Taillenhöhe flach auf dem Bett aufliegt. Bleiben Sie ein paar Sekunden lang so, bevor Sie wieder einatmen. Machen Sie während der nächsten Wochen diese Übung für die Bauchmuskeln und damit die Gebärmutter fest kontrahiert bleibt.

Wie der Mann helfen kann:
Wenn Sie allein sind, dann durchtrennen Sie die Nabelschnur nicht. Warten Sie, bis die Plazenta geboren ist.

Decken Sie Mutter und Baby mit einer leichten, warmen Decke zu.

Helfen Sie, das Baby anzulegen, wenn es mit dem Mund nach der Brustwarze zu suchen beginnt.

Machen Sie für die Mutter und die Hebamme einen Tee. Bringen Sie etwas zu essen mit.

Räumen Sie leise auf, damit das Zimmer gemütlich und sauber aussieht, wobei Sie darauf achten, daß alles, was die Mutter braucht, in ihrer Reichweite ist.

Achten Sie darauf, daß das Zimmer angenehm warm für das Baby ist.

Widmen Sie sich dem älteren Kind.

Feiern Sie die Geburt!

9. Der Tag der Geburt

„Ich habe es satt, gesagt zu bekommen, daß es sehr mutig und tapfer von mir ist, meine Kinder zu Hause zur Welt zu bringen. Es ist einfach so, daß ich meinen Mann gerne habe, meine Freundin, die Hebamme ist, meine Rosen, meine Gardinen und die Risse in meiner Decke über mir, die mir Zuversicht geben und mich nicht ablenken, wenn ein Tag schwerer Arbeit vor mir liegt."

In diesem Kapitel soll beschrieben werden, wie eine Hausgeburt aussehen kann. Es basiert auf Geburtsberichten von 65 Frauen, die aus verschiedenen Teilen Großbritanniens und einige von ihnen auch aus den USA und aus Australien stammen, und die sich alle dafür entschieden hatten, ihr Kind zu Hause zur Welt zu bringen. Da jede Geburt einzigartig ist und die subjektiven Geburtserfahrungen sehr unterschiedlich sind, sollte eine Frau, die ein Kind erwartet, nicht mit einer bestimmten Vorstellung vom Geburtsverlauf an dieses Ereignis herangehen. Es ist wichtig, daß sie ihre Geburt so akzeptieren kann, wie sie verläuft.

Es kann sein, daß die Geburt 40 Wochen nach dem ersten Tag der letzten Periode beginnt, ebensogut kann das aber auch nicht der Fall sein. Jeder Zeitpunkt innerhalb von 14 Tagen vor oder nach dem errechneten Termin ist im Bereich der Norm, und wenn die Geburt innerhalb dieses Zeitraums beginnt, ist das Baby „zum Termin" zur Welt gekommen. Eine Frau, die einen langen Bericht über ihre Hausgeburt geschrieben hat, war offenbar fünf Wochen überfällig:

„Eigentlich sollte Kathryn am 12. September zur Welt kommen, doch sie wurde am 20. Oktober geboren. Ich durfte den Geburtstermin um eine so lange Zeit überschreiten, da man später zu dem Schluß kam, daß die Empfängnis erst vier Wochen nach meiner letzten Periode stattgefunden hatte. Nach Absetzen der Pille hatte ich nur einmal meine Periode gehabt, und der Zyklus hatte sich noch nicht wieder eingespielt.

Diese letzten fünf Wochen waren sehr aufreibend, denn der Gedanke, zur Geburtseinleitung in die Klinik eingeliefert zu werden, machte mir Angst, und mein Arzt und meine Hebamme wußten das. Jedesmal, wenn sie davon redeten, brachte ich keinen Ton heraus, und meine Hände zitterten!"

Wenn eine Frau gleich nach Absetzen der Pille schwanger wird, wie diese Frau, dann kann der Beginn ihrer Schwangerschaft oft nicht mit Sicherheit festgestellt werden. Es kann eine Hilfe sein, wenn sie aufmerksam darauf achtet, wann sie das erste Mal Kindsbewegungen gespürt hat, was normalerweise um die 16. Woche herum der Fall ist.

Beim ersten Kind dauert die Geburt oft 15 bis 16 Stunden, bei den folgenden Geburten oft nur halb so lange. Doch mindestens die Hälfte dieser Zeit verläuft bei einer langsam beginnenden Geburt meistens so, daß die Frau mit ihrer Tätigkeit wie gewohnt fortfahren kann. Und die Wehen sind tatsächlich wirksamer, wenn sie aufbleibt und sich bewegt.

Die Geburt kann ganz unterschiedlich beginnen, zum Beispiel mit einem regelmäßigen, rhythmischen Ziehen, mit Wehen, die im Verlaufe mehrerer Stunden immer länger dauern, in kürzeren Abständen kommen und immer stärker werden. Sie kann mit „Zeichnen" beginnen, einer leichten Schmierblutung, wenn der Schleimpropf abgeht, der bisher den Muttermund, die Öffnung der Gebärmutter, verschlossen hat. Es kann zu einem Blasensprung kommen. Manchmal beginnt die Geburt mit leichten Rückenschmerzen oder einem Gefühl wie am Anfang der Periode. Manche Frauen fühlen ein Ziehen in den Oberschenkeln oder meinen zunächst, sie hätten eine Magen-Darm-Verstimmung. Es kann jedoch auch schon mehrere Wochen vor der Geburt „zeichnen", dies ist also zwar ein Hinweis darauf, daß sich die Gebärmutter auf die Wehenarbeit einstellt aber kein Beweis dafür, daß die Geburt schon begonnen hat.

Regelmäßige, allmählich stärker werdende Wehen, die in

immer kürzeren Abständen kommen, sind ein sehr viel verläßlicherer Hinweis darauf, daß die Geburt begonnen hat. Die Gebärmutter ist ein sehr großer Muskel, und bei jeder Wehe werden die Muskelfasern zusammengezogen und verkürzt. Diesen Vorgang kann jeder, der Vater oder auch die Mutter selbst, mit der Hand auf der Gebärmutter fühlen, und man kann spüren, wie sie hart wird. Wenn sich der Vater die Silhouette des Bauches während einer Wehe von der Seite anschaut, dann kann er sehen, daß sich der obere Teil nach vorn ausbuchtet, und bei einer starken Wehe sieht es so aus, als würde sich die ganze Bauchdecke mit der enormen Kraft zusammenballen, die unter ihr frei wird.

Die äußere Muskelschicht, die vom oberen zum unteren Teil der Gebärmutter verläuft, zieht am unteren Ende den Muttermund hoch und öffnet ihn allmählich. Gleichzeitig wird das Baby stetig nach unten gegen diese Öffnung geschoben. Die beständige Eröffnung des Muttermundes ist das einzige sichere Anzeichen dafür, daß eine Frau wirklich Geburtswehen hat. Dieses Weichwerden, Dehnen, Verstreichen und Eröffnen des Muttermundes, damit das Baby hindurch kann, ist das Ergebnis der Arbeit der Gebärmutter während der Eröffnungsphase der Geburt. Der Muttermund muß sich bis zur vollständigen Eröffnung zehn Zentimeter weit öffnen, damit das Baby nach unten geschoben und geboren werden kann. Bei vielen Frauen beginnt die Geburt, wenn ihr Muttermund schon zwei Zentimeter oder weiter eröffnet ist, weil die Wehen in den letzten Schwangerschaftswochen bewirkt haben, daß der Muttermund weicher wird und sich öffnet.

Zwei der Frauen, die mir schrieben, hatten einen Blasensprung. Eine verlor zwei Wochen lang Fruchtwasser, bis die Wehen begannen. Wenn das Fruchtwasser schon so früh abgeht, fürchten Frauenärzte, daß es zu einer Infektion kommen könnte, wenn das Baby nicht innerhalb von 24 Stunden zur Welt kommt, doch diese Frau weigerte sich, ins Krankenhaus zu gehen: „Da saß ich zu Hause und wurde fast verrückt. Alle taten ihr möglichstes, um mich in die Klinik zu bekommen, damit ich Antibiotika bekäme, eingeleitet würde usw. Es war schlimm!" Doch nach zwei Wochen senkte sich ihr Baby, ,,und los ging's" mit einer leichten, komplikationslosen Geburt.

Bei allen anderen Frauen begann die Geburt damit, daß sie Wehen spürten und oft auch blutiger Schleim abging. Sie beschreiben, wie sie mit der Hausarbeit weitermachten, lasen, fernsahen, spazieren gingen, einen Kuchen backten, sich die Haare wuschen, sich mit ihren größeren Kindern beschäftigten oder Freunde bei sich zu Besuch hatten. Einige verbrachten längere Zeit in der Badewanne, wo sie sich gut entspannen konnten. Andere nahmen mehrmals hintereinander ein Bad. Eine Frau legte grüne Bohnen und hörte nur zwischendurch auf, um sich zu entspannen und während jeder Wehe ,,absichtlich zu atmen". ,,Wenn die Geburt beginnt", meinte eine Frau, ,,dann gibt es überhaupt keine Aufregung, du brauchst nicht nachts in die Kälte hinaus, mußt nicht zusehen, wo du die Kinder unterbringst, usw. Du kannst ganz normal weitermachen und dich ins Bett legen, wenn dir danach ist." Eine andere Frau beschreibt, wie nach einem Blasensprung Wasser abzugehen begann und sie vier Stunden lang alle zehn Minuten Wehen hatte, die dann aufhörten. Daraufhin ging sie mit ihrem Mann essen und legte sich dann ins Bett, um ein paar erholsame Stunden lang zu schlafen, bevor die Geburt wirklich begann.

Viele Frauen erwähnten die Vorteile, in der eigenen Wohnung, im eigenen Bett, in einer vertrauten und angenehmen Umgebung zu sein. ,,Die Geburt schien viel kürzer zu sein", berichtete eine Frau, ,,weil ich erst nach oben ins Schlafzimmer ging, als ich das Gefühl hatte, wenn ich jetzt nicht bald nach oben gehe, dann schaffe ich die Treppe nicht mehr." Eine andere Frau meinte: ,,Die Frau braucht mit ihrer gewohnten Tätigkeit nicht aufzuhören und sich nicht ins Bett zu legen, solange sie nicht das Bedürfnis danach hat, deshalb kommt ihr die Geburt sehr viel kürzer vor", und fügte hinzu: „Vielleicht ist sie auch wirklich kürzer, wenn durch den Zustand der Entspannung, die in der Atmosphäre der Annehmlichkeiten und der Geborgenheit der eigenen Wohnung möglich ist, die körperlichen Vorgänge ungestörter ablaufen können.“

Keine der 65 Frauen legte sich ins Bett, bevor die Geburt wirklich in Gang gekommen war und die Wehen so intensiv und schnell kamen, daß sie nichts anderes mehr nebenbei machen konnten. Selbst dann zogen es die Frauen oft vor, sich woanders und nicht im Bett aufzuhalten, und erwähnten in ihren Berichten einen besonders bequemen Sessel oder ein Sofa, die für den größten Teil der Eröffnungsphase genau richtig gewesen seien: „Die Hebamme kam und traf mich über einem Sitzsack hockend an, wo ich *Leben und Tod Marilyn Monroes* las ... Als meine Beine so sehr zitterten, daß ich zwischen den Wehen nicht mehr umhergehen konnte, brachte sie mich zum Bett.“

Gewöhnlich wurde die Hebamme erst herbeigerufen, wenn die Wehen in kurzen Abständen kamen, viele Frauen hatten der Hebamme jedoch schon früh genug Bescheid gesagt, daß es ihrer Meinung nach los ginge. Oft war sie schon vorbeigekommen, um nachzuschauen und dafür zu sorgen, daß alles da war, und hatte die Telefonnummern hinterlassen, unter denen sie zu erreichen war, ehe sie ihre Besuche bei den Wöchnerinnen begonnen hatte.

„Die Hebamme kam und sagte, daß ich ‚etwas mehr als zwei Finger weit‘ eröffnet sei. Sie sah, daß Derrick und ich gut zurechtkamen und fragte, ob es uns etwas ausmache, wenn sie ein paar dringende Hausbesuche erledige. Wir hatten natürlich nichts dagegen. Ich werkelte den ganzen Morgen im Haus herum und war ganz aufgeregt vor Freude!“

7. Zu Beginn der Eröffnungsphase fühlt sich eine Frau in aufrechter Haltung am wohlsten. Sie geht umher und hat ihr älteres Kind bei sich. Daß die Frauen mit ihrer Tätigkeit im Haus fortfahren und sich die Schwerkraft zunutze machen können, ist bei der Hausgeburt ein großer Vorteil.

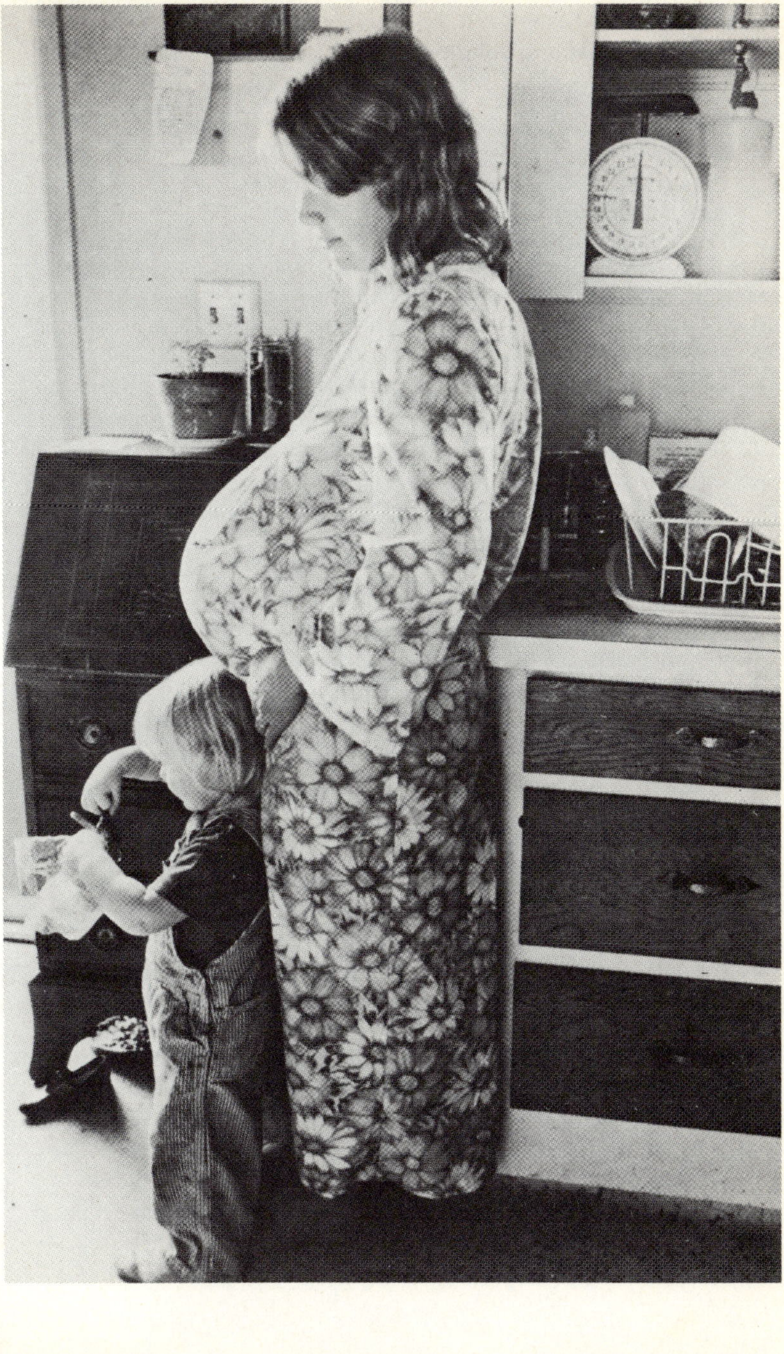

Die Frauen waren oft besonders dankbar für die fachkundige und verständnisvolle Fürsorge der Hebammen:

„Wie in der Kunst läßt sich Mühelosigkeit nur durch sehr viel sorgfältige Vorbereitung und Arbeit erreichen. Ich kann die Hebamme gar nicht genug loben für ihre Fähigkeit und ihre Aufmerksamkeit für das kleinste Detail wie auch für die ganze Versorgung zu Hause (ebenso auch meinen Arzt, der sehr für Hausgeburten ist). Ich finde, daß das Hausgeburtsteam, rein medizinisch gesehen, qualifizierter vorgeht als das Personal in einigen Kliniken, was die Versorgung und persönliche Zuwendung anbelangt."

Wenn bei der Geburt plötzlich eine andere Hebamme kam als die, mit der sie vertraut waren, weil diese in Urlaub gegangen war, dann war das für die Frauen, denen das passierte, nicht nur eine große Belastung, sondern sie drohten oft sogar, ihre emotionale Beherrschung zu verlieren. Glücklicherweise passierte das nur wenigen Frauen, hauptsächlich deshalb, weil den Gemeinde-Hebammen viel daran lag, zu einer Hausgeburt zu kommen, selbst wenn sie gerade Urlaub machten; deshalb verzichteten sie bereitwillig auf ihre Freizeit. Es schien so zu sein, daß die Hebammen an den von ihnen betreuten Frauen in dem gleichen Maße Anteil nahmen, wie diese sich darauf verließen, daß ihre Hebamme bei ihnen sein würde.

Doch ungewohnte Schritte auf der Treppe, ein fremdes Gesicht, auch wenn es ein freundliches war, eine andere Stimme versetzten einige Frauen im ersten Moment in Panik:

„Die Hebamme traf zusammen mit einer Hebammenschülerin ein. Wir sahen sie an diesem Morgen zum erstenmal und mußten ihr die Art unserer Geburtsvorbereitung und wie wir uns die Geburt vorstellten in ungefähr zehn Minuten erklären. Meine eigene Hebamme dagegen hatte ich schon monatelang auf dem laufenden gehalten ... Ich machte ihr klar, daß ich kein Dolantin wollte ..."

Oft war es schwierig, mit einer Hebamme, die sie noch nie zuvor gesehen hatten, über Schmerzmittel zu diskutieren.

Vielfach wollten die Frauen ihre Schamhaare nicht

abrasiert haben, und die meisten wollten keinen Einlauf, zwei der Routinemaßnahmen, die ihnen bei vorherigen Klinikgeburten oft so unangenehm gewesen waren.

„Ich war sehr froh, daß niemand sich an mir zu schaffen machte, es gab weder einen Einlauf, noch eine Rasur, noch Medikamente; wir waren beide so dankbar, daß wir keine Energie damit verschwenden mußten, über diese Dinge eine Auseinandersetzung zu führen."

Eine Frau, bei deren erster Geburt ein Arzt und eine Hebamme dabei waren, die beide gerne Hausgeburten machten, schrieb:

„Um zehn Uhr morgens ging der Schleimpfropf ab. Ich war so erleichtert, daß endlich etwas passierte. Schon wochenlang hatte ich mir eingebildet, daß es losgehen würde! Nick war über die Nachricht genauso froh und hatte das Warten auch so satt wie ich. Ich hatte dann alle zehn Minuten Wehen, war mir jedoch nicht sicher, ob das *Geburtswehen* waren, weil sie viel sanfter waren als ich erwartet hatte. Etwa um ein Uhr mußte ich allmählich bewußt mitatmen und hatte während der Wehen keine Lust mehr zu reden. Um halb fünf hatte ich alle fünf Minuten Wehen, die 30 Sekunden dauerten, aber immer noch sehr sanft waren. Um sechs rief ich die Hebamme an. Sie sagte mir, daß sie in einer Stunde vorbeikäme, doch ich sollte anrufen, falls ich sie schon eher brauchte. Ich war sehr erleichtert und überflog schnell noch einmal die Geburtsvorbereitungsbroschüre vom National Childbirth Trust. Um sieben war die Hebamme da. Ich bekam einen Einlauf, der kein Ergebnis brachte, und nahm ein Bad. Sie untersuchte mich. Ich war zwei Finger weit eröffnet, nicht weit genug, um die Fruchtblase zu sprengen. Sie ging wieder, und ich setzte mich nach unten, um fernzusehen. Sie sagte mir, ich solle um zehn Uhr wieder anrufen. Als es soweit war, dauerten die Wehen 45 Sekunden und kamen in fünfminütigen Abständen. Sie waren nicht besonders stark, doch hatte ich abwechselnd eine stärkere und eine schwächere."

Der Bericht dieser Frau veranschaulicht sehr gut den normalen Verlauf einer Geburt, die ziemlich allmählich in Gang gekommen ist. Wenn sie schon am Morgen, als die Wehen alle zehn Minuten kamen, in die Klinik gegangen wäre, wie das den Frauen oft geraten wird, dann hätte man sie wahrscheinlich dort ins Bett gesteckt. Da für viele Geburtshelfer heute eine Geburt als verzögert und daher anomal gilt, wenn sie länger als zwölf Stunden dauert, manchmal auch schon nach zehn oder sogar acht Stunden, ist es durchaus möglich, daß sie zur Wehenverstärkung einen Oxytozintropf bekommen und gar keine andere Wahl gehabt hätte. Bei ihr kam es jedoch zu einer spontanen Geburt ohne Schmerzmittel und ohne Dammschnitt.

Wenn eine Frau die Wehen zum erstenmal spürt, kann es sein, daß die Wehenpausen dazwischen bis zu zehn Minuten betragen, doch allmählich kommen sie immer häufiger, bis nur noch zwei Minuten Pause dazwischen bleibt. Das Kind wird erst dann geboren, wenn die Wehen so schnell aufeinander folgen. Oft fängt die Geburt auch mit Wehen von bis zu 45 Sekunden Dauer an, die dann länger werden und gegen Ende der Eröffnungsphase eineinhalb oder sogar zwei Minuten dauern, fast ohne eine Pause dazwischen.

Manchmal kommen sie regelmäßig in kurzen Zeitabständen, dauern aber nicht sehr lange. Gewöhnlich kommt es erst zu einer vollständigen Eröffnung des Muttermundes, wenn jede Wehe etwa eine Minute dauert, und dann drückt der Kopf des Babys nach unten in den Geburtskanal. Die Frau in dem obigen Bericht hatte sehr kurze Wehen, wenn sie auch alle fünf Minuten kamen. Erst nach zwölf Stunden wurden sie stärker.

Meistens sagte die Hebamme der Frau nach jeder Untersuchung, wie weit sie eröffnet ist. Aus der Abbildung 8 auf Seite 193 kann eine Frau während der Geburtsarbeit genau ablesen, wie weit sie eröffnet ist.

Manchmal zieht sich die Eröffnungsphase sehr lange hin, und die Frau wird immer müder. Wenn sie erschöpft ist, kommt sie nicht mehr so gut mit den Wehen zurecht und wird dann schmerzempfindlicher. Manchmal werden die Wehen auch immer schwächer oder hören ganz auf. In der Klinik wird die Geburt dann mit einem intravenösen Oxytozintropf eingeleitet. Das führt oft dazu, daß die Frau starke Schmerzmittel braucht, damit sie die heftigen, schnell aufeinanderfolgenden Wehen ertragen kann; denn laut der Er-

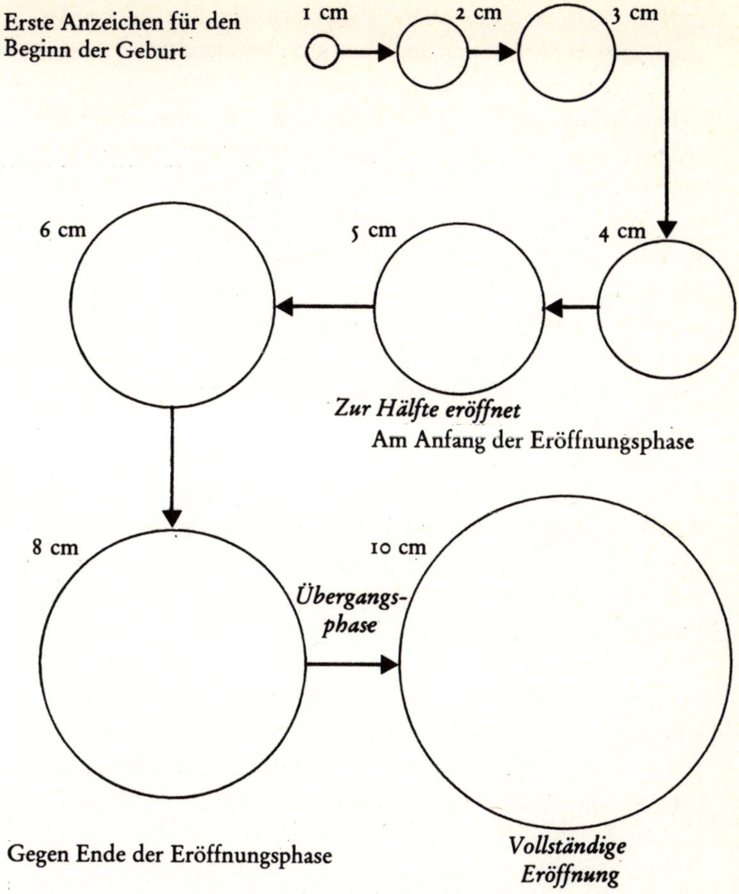

8. Eröffnung des Muttermundes während der Geburtsarbeit

klärung eines Geburtshelfers verhält es sich folgendermaßen: „Frauen, die einen Tropf bekommen, brauchen größere Medikamentendosen zur Schmerzlinderung. In diesem Fall besteht die beste Methode wahrscheinlich darin, daß gleich nach Geburtsbeginn eine Epiduralanästhesie gesetzt wird. Wenn die Epiduralanästhesie fachgerecht durchgeführt wird und . . . wirksam ist, ist die Geburt nicht nur kürzer, sondern auch schmerzlos. Allerdings besteht dann auch eine größere Wahrscheinlichkeit für eine Zangengeburt."[2]

Eine solche Abfolge von Maßnahmen findet bei einer Hausgeburt ganz sicher nicht statt. Zu Hause ist das Verabreichen von Oxytozin gefährlich, weil die Wirkung auf die Gebärmutter nicht vorausbestimmt werden kann und die komplizierten Geräte zur Überprüfung der kindlichen Herztöne und der Wehen nicht zur Verfügung stehen. Doch kann eine Frau zu Hause mehrere Dinge tun, damit es zu wirksameren Wehen kommt: Sie kann aufstehen und umhergehen, sich zum Beispiel im Garten aufhalten oder sich zur Musik bewegen. Wenn sie sich lieber ausruhen möchte, so kann sie gegen einen Kissenberg gelehnt oder auf einem Sitzsack am Boden häufig ihre Lage verändern, sie kann knien, sich hinhocken oder in den Vierfüßlerstand gehen. Die Haltung, in der sie sich am wohlsten fühlt, ist wahrscheinlich für sie am besten, und dadurch rutscht auch das Kind oft in die richtige Lage.

Genauso wichtig, wenn nicht sogar noch wichtiger als alle diese verschiedenen Haltungen oder Entspannungstechniken sind die spontanen Empfindungen, die eine Frau hinsichtlich ihrer Geburtserfahrung hat. Und diese hängen zum großen Teil wiederum von der Einstellung derer ab, die bei ihr sind, und ob sie nervös werden, wenn die Wehen schwach oder unwirksam zu sein scheinen. Als ich in den Bergen Jamaikas arbeitete, brachte ich dort in Erfahrung, daß die Volkshebammen bei einer sekundären Wehenschwäche bei einer erschöpften Frau eine Massage mit dem Öl der Rizinuspflanze vornahmen und sie dann in warme Tücher einwickelten und ausruhen ließen, bis sie wieder kräftige Wehen hatte. Diese Behandlung erwies sich oft als außerordentlich wirksam.

Bei sexueller Erregung kommt es zu einer Oxytozinausschüttung, und gewöhnlich wird durch endogenes Oxytozin die schon sehr empfindliche Gebärmutter zur Tätigkeit angeregt. Das kann eine Erklärung dafür sein, weshalb es sich positiv auf den Fortgang der Eröffnung auswirken kann, wenn das Paar sich während der Geburtsarbeit liebevoll berührt, und weshalb bei sekundärer Wehenschwäche oft die Gebärmuttertätigkeit durch das Liebesspiel wieder in Gang kommt. Die Stimulation der Brustwarzen ist besonders wirksam, doch spielt es eine größere Rolle, wie das gemacht wird und wer es macht, als der Vorgang an sich. In bestimmten Kliniken werden bei Untersuchungen, ob dadurch wirklich eine Oxytozinausschüttung ausgelöst wird oder nicht, die Brustwarzen auf mechanische Weise stimuliert. Bei einer Untersuchung[3] zeigte sich, daß bei 71 Prozent der Frauen die Geburt tatsächlich durch Verwendung einer Milchpumpe (abwechselnd an jeder Seite 15 Minuten) ausgelöst werden konnte, nach dem Sprengen der Fruchtblase bei 79 Prozent. Bei Frauen, deren Geburtstermin überschritten war, begann die Geburt in 63 Prozent der Fälle. Wenn es während der Geburtsarbeit zu einer Wehenschwäche kam, setzten bei 95 Prozent der Frauen die Wehen wieder ein. Die Stimulation der Brustwarzen erwies sich bei den Frauen, die ein zweites oder weiteres Baby bekamen, etwas wirkungsvoller als bei Erstgebärenden. Bei Mehrgebärenden begannen bei 55 Prozent der Frauen die Wehen innerhalb von drei Stunden und bei Erstgebärenden bei 39 Prozent.

Bei einer Hausgeburt kann das der Partner der Frau machen, und es kann sich ganz natürlich als Bestandteil ihrer normalen Beziehung und seiner aktiven, liebevollen Anteilnahme an der Geburtsarbeit ergeben, durch die ihr gemeinsames Kind zur Welt kommt; dazu kann gehören, daß sie sich auf den Mund küssen, daß er an ihren Brustwarzen saugt und ihre Klitoris stimuliert, wenn es ihnen Vergnügen bereitet. Es sollten nur solche Zärtlichkeiten ausgetauscht werden, die die Frau genießt, jede rein mechanische Manipulation sollte ausgeschlossen sein. Vielleicht ist das für die Hebamme der geeignete Augenblick, in die Küche zu gehen und eine Tasse Tee zu trinken!

Immer wieder während der Geburt überprüft die Hebamme die kindlichen Herztöne. Babys, die beim Atmen Unterstützung brauchen, sind während der Geburt immer in Bedrängnis gewesen: Probleme nach der Geburt kommen nicht aus heiterem Himmel.

Frauen, die ihr Kind zu Hause zur Welt gebracht haben, wiesen oft darauf hin, wie angenehm es für sie gewesen ist, daß es keine medizinische Geheimnistuerei gegeben hatte und daß sie über die Fortschritte, Verzögerungen, gute Zeichen und Schwierigkeiten immer vollständig auf dem laufenden gehalten worden waren. Zwei Frauen mußten jedoch unangenehme Erfahrungen machen, weil die Hebammen in ihrem Bezirk nicht daran gewöhnt waren, bei Hausgeburten dabei zu sein, und sich von der Verantwortung überfordert fühlten. In beiden Fällen wurde die Geburt durch Klinikhebammen geleitet, die ins Haus kamen. Eine Frau berichtet:

„Alle Hebammen arbeiten bei uns in der Klinik. Deshalb meinte ich um 2 Uhr nachts, als ich das Gefühl hatte, starke Wehen zu haben, daß es wohl das beste wäre, in der Klinik anzurufen. Mein Mann mußte hinfahren und die Hebammen abholen (ich vermute, daß sie kein Auto hatten). Als er dort ankam, empfing ihn die Nachtschwester mit den Worten: ‚Könnten Sie sie nicht dazu überreden, hierher zu kommen. Es wäre viel sicherer.‘ ... Es kam eine Schwester mit einer Hebammenschülerin, die ganz begeistert war und dann ihre Abschlußarbeit über meinen ‚Fall‘ schrieb ... Es war gut, daß ich zu Hause war, doch wenn es so etwas gibt, dann war das eine Klinikgeburt zu Hause. Sie machten aus unserem Schlafzimmer einen Klinikkreißsaal. Alle Zeiten wurden genau festgehalten, alles wurde aufgezeichnet, sie gingen sehr methodisch und steril vor. Sie machten sich Sorgen darüber, was sein würde, wenn die Geburt bei ihrem Schichtende immer noch nicht vorbei wäre. Sie meldeten (telefonisch) dem Krankenhaus, daß sie mir nicht mehr viel Zeit gäben, und ich wußte, daß das eine Zangengeburt bedeutete, und daß Zange Klinik hieß. Aus Angst habe ich wohl besonders fest gepreßt, und um 7 Uhr in der Früh war Danielle geboren.“

Es gibt ein trauriges Bild des gegenwärtigen Ablaufs der Hebammenausbildung und des mangelnden Wissens über den normalen Verlauf einer Geburt ohne Medikamente und ohne wehenverstärkende Mittel oder über mangelnde Erfahrung bei Hausgeburten ab, daß die Hebamme dieses Berichts Angst bekam und es zuließ, daß sich diese Angst auf die Frau übertrug.

Die meisten Hebammen schienen jedoch erfreut darüber zu sein, daß sie Gelegenheit hatten, zu einer Hausgeburt zu kommen, und betrachteten das als ein besonderes Privileg. Einige der Hebammen, die gerne zu Hausgeburten kommen, erwähnten, daß Hebammenschülerinnen häufig gar keine Gelegenheit bekommen, diese Erfahrung zu machen, und deshalb manchmal ihren Abschluß machen, ohne jemals eine völlig natürliche Geburt miterlebt zu haben.

Oft brachten die Frauen ihren Hebammen gegenüber tiefe Dankbarkeit zum Ausdruck. Eine Mutter, die über ihr „friedliches, zufriedenes Baby" berichtete, meinte, daß es ihrer Meinung nach deshalb so ausgeglichen sei, weil es in einer „sehr friedlichen, glücklichen Atmosphäre" zur Welt gekommen ist:

> „Ich konnte die Situation bestimmen, ich befand mich in meinem eigenen Bett (in dem ich auch selber geboren worden bin!) bei mir zu Hause, und kein Team von Leuten in weißen Kitteln und Masken konnte sich meiner bemächtigen. In der Vergangenheit ist die Geburt nie ein geheimnisvoller Vorgang gewesen, der in Kliniken unter der Aufsicht von Männern stattfinden mußte. Sie war ein wichtiger Bestandteil im Leben der Frauen und fand im Zuhause des Kindes, im Kreise von Freunden und Verwandten statt."

Während der Wehen geht immer wieder etwas Schleim ab, der blutig ist und an die Blutungen der Regel erinnert. Es sollte jedoch nicht zu ständigen, starken Blutungen kommen. Wenn das der Fall ist, dann sollte die Frau ins Krankenhaus gebracht werden.

Wenn die Wehen intensiver und länger werden und die Pausen dazwischen immer kürzer, dann fühlt sich die Frau vielleicht wie in einem nicht endenwollenden Traum ohne Zeitgefühl. Sie braucht ihre ganze Energie, um jede Wehenwelle anzunehmen und mit ihrer Atmung auf der Wehe „dahinzuschwimmen".

Wenn sie noch keinen Blasensprung hatte, dann beginnt jetzt das Wasser zu tröpfeln oder die Blase springt. Das Fruchtwasser sollte klar sein. Spuren von Mekonium aus dem Darm des Babys können ein Zeichen dafür sein, daß es dem Kind schlecht geht, und dann sollte es möglichst bald geboren werden. Passiert das zu einem Zeitpunkt, wenn es bis zur Austreibungsphase offensichtlich noch einige Zeit dauern wird, so sollte die Frau ins Krankenhaus gefahren oder der Arzt gerufen werden, weil vielleicht eine Zangengeburt gemacht werden muß.

Wenn die Wehen alle zwei bis drei Minuten kommen, hat die Frau vielleicht kaum noch ein Gefühl dafür, wann die Geburt begonnen hat, wie lange sie schon dauert und ob sie schon gute Fortschritte gemacht hat oder nicht. Es kann sogar passieren, daß sie die Tatsache, ein Baby zu bekommen, vergißt, weil die Anstrengung so groß, so drängend und so fesselnd ist, daß sie sich in jedem Augenblick voll und ganz konzentrieren muß. Am Ende der Eröffnungsphase, wenn sie zwischen sieben und zehn Zentimeter eröffnet ist, bleibt ihr vielleicht bis zur nächsten Wehe, die wie eine große Welle auf die vorhergehende folgt, nur eine ganz kurze Pause. Die Frau hat das Gefühl, als würde sie im sturmgepeitschen Meer schwimmen, und das kann beängstigend, überwältigend, aufregend, anstrengend und begeisternd sein. Sie braucht all ihre Konzentration, all ihre Entschlossenheit, all ihren Mut und die liebevolle Unterstützung und Ermutigung aller, die dabei sind.

Mehrere Frauen haben berichtet, daß die Wehen am Ende der Eröffnungsphase wehgetan haben, doch hoben sie hervor, daß es ihnen lieber war, die Phase in ihrem eigenen bequemen Bett bei sich zu Hause zusammen mit einer freundlichen Hebamme und ihrem Mann durchzustehen als in der fremden Klinikumgebung. Es kann sein, daß die Frau in dieser Geburtsphase anfängt zu zittern, daß ihre Beine zucken und sie einen Schluckauf bekommt, aufstoßen muß oder sich erbricht. Das ist zwar unangenehm, aber auch ein Zeichen, daß es vorangeht. Die Eröffnungsphase erreicht ihren Höhepunkt, und gleich beginnt die Austreibungsphase und das Baby kann hinausgeschoben werden. Die Leser, die mehr über die Vorgänge während der Geburtsarbeit wissen möchten und darüber, woran die Fortschritte zu erkennen sind, wie die Frau sich vorbereiten kann, was für Techniken es gibt, um mit den Wehen umzugehen, sollten sich mein Buch *Natürliche Geburt* [4] besorgen.

Hier ist die Beschreibung einer Frau, die bei mir im Vorbereitungskurs war, vom Ende ihrer Eröffnungsphase:

„Trotz aller Vorbereitung und Übung wurden wir von einigen Dingen überrascht: 1. daß nicht alle Wehen gleich waren. ..., 2. von der enormen Konzentration, die notwendig war. ... 3. Am erstaunlichsten war, daß die Atmung und die Entspannung wirklich funktionierten. Ein Schmerzmittel kam uns überhaupt nicht in den Sinn! Im Vergleich zum Üben war die Atmung so einfach, ich brauchte mich nur auf die Wehen einzustellen und das zu machen, was mir richtig zu sein schien. Am Ende der Eröffnungsphase probierte ich es mit Schmetterlingsatmung und heftigem Ausatmen zwischendurch. Ich machte eine ‚unwirkliche' Phase durch, doch wurde mir klar, was los war, während ich mich mit einem in eiskaltem Wasser ausgedrückten Schwamm abtupfte. Es half mir sehr, daran zu denken, daß ich während der Wehen die Augen offenließ ... und mein ‚Sängerinnengesicht', ein ganz schwaches Lächeln, aufsetzte ... Sehr wichtig war für mich der Augenkontakt mit Dick."

Eine andere Frau stellte fest, daß ihr die Atemübungen, die sie in der Geburtsvorbereitung gelernt hatte, nicht halfen, weil „ich dadurch vom Mittelpunkt des Geschehens abgelenkt wurde, so daß ich mich auf einen Ort konzentrierte, während der Schmerz an einem anderen Amok lief und die Oberhand gewann". Deshalb probierte sie ein anderes Atemmuster aus, das ihr mehr entsprach: „Ich fand es leichter ... bei dem Schmerz zu bleiben, wenn er durch mich hindurchfloß, und dann konnte ich ihn erstaunlich gut lokalisieren."

Bei einer Hausgeburt wird sich die Frau vermutlich nicht

flach ins Bett legen, wie das bei Klinikgeburten oft der Fall ist. Wahrscheinlich kann sie sich die Haltung aussuchen, die ihr am liebsten ist. Sehr viel spricht für eine aufrechte Haltung, bei der die Schwerkraft ganz natürlich das Tieferrutschen des Babys unterstützt und bei der durch den intraabdominalen Druck ermöglicht wird, daß sie das Baby stetig und ohne Kraftverschwendung hinausschiebt. Am wirkungsvollsten ist eine Haltung, bei der sie aufrecht sitzt, am unwirksamsten sind Positionen, bei denen die Frau flach auf dem Rücken oder auf der Seite liegt. In einer Untersuchung über den intraabdominalen Druck, der in verschiedenen Positionen erzeugt wird, ergab sich, daß bei einer aufrecht sitzenden Frau 30,5 Prozent mehr Druck auf einen Ballon in ihrer Scheide erzeugt wurde, der mit Hilfe eines an den Ballon angeschlossenen Quecksilbermanometers gemessen wurde, als beim Liegen auf der Seite.[5] Das ist darauf zurückzuführen, daß durch das Gewicht ihrer inneren Organe zusätzlich Druck ausgeübt wird, wenn ihr Oberkörper aufgerichtet ist, und in dieser Haltung auch die Muskeln sehr viel effektiver eingesetzt werden können (wie jeder feststellen kann, wenn er versucht, liegend seinen Darm zu entleeren). Einige Frauen knien oder hocken gerne oder gehen in den Vierfüßlerstand. Für jede Frau ist die Haltung die richtige, in der sie sich im Augenblick am wohlsten fühlt.

Der Preßdrang kann mit unerwarteter Kraft und Plötzlichkeit auftreten und ganz allmählich an Intensität zunehmen. Viele Frauen beschrieben diese Empfindung in ihrer rein physischen Kraft als unwiderstehlich und überwältigend. Eine Frau, die eine sehr rasche Austreibungsphase mit nur wenigen Preßwehen hatte, schrieb:

„Plötzlich hatte ich eine sehr starke Preßwehe. Ich nahm eine geeignete Haltung ein und versuchte, mich auf alles das zu konzentrieren, was ich über die Austreibungsphase gelernt hatte. Alles ging so rasch. Die Hebammen legten noch ihre Sachen zurecht, und der Kopf kam sehr schnell. Ich hatte drei Preßwehen mit recht langen Pausen dazwischen. Bei der letzten Preßwehe bekam ich Krämpfe in den Oberschenkeln. ... Dann war der Kopf geboren. Mit einer weiteren Wehe war Rose draußen und lag schnorchelnd, naß, schlüpfrig und wunderschön auf meinem Bauch."

Eine Frau, bei der die Austreibungsphase 35 Minuten dauerte, berichtet:

„Ich hatte eine Art Übergangswehe, eine Wehe wie in der Eröffnungsphase mit gleichzeitigem Preßdrang. Ich sagte das der Hebamme und fragte sie, ob das die Übergangsphase sein könnte, da mir das noch zu früh vorkam. Im Zimmer herrschte rege Tätigkeit, und der Arzt traf ein. Er ist ein sehr ruhiger Mensch, und seine Anwesenheit wirkte auf mich sehr ermutigend. Ich atmete schnell und flach. Mir wurde gesagt, daß ich pressen könne, was mich wiederum sehr überraschte, da ich gemeint hatte, noch viel länger warten zu müssen, bis es soweit war. Ich empfand die Preßwehe nicht als drängend und mußte mich ziemlich anstrengen, doch ich war ganz bei der Sache ... Ich fand nicht, daß es besonders gut voranging, doch dann rief Paul, daß er den Kopf des Babys sehen könne. Der Arzt sagte mir, daß es eine Unterbrechung gebe, weil sich die Nabelschnur um den Hals des Babys gewickelt hatte und es erst davon befreit werden müsse. Ich mußte noch ein paarmal kräftig pressen, dann war sie da ... Ich fühlte mich völlig entspannt und glücklich und sehr mit Paul verbunden. Ich lag einfach da und genoß das herrliche Gefühl, etwas vollbracht zu haben."

Eine andere Frau hatte beinahe eine Zangengeburt:

„Um 10 Uhr begann die Austreibungsphase. Ich fühlte mich der Situation gewachsen und war sehr glücklich. Ich vermutete nichts Schlimmes, als etwa eine dreiviertel Stunde später die Hebamme meinen Mann bat, den Arzt anzurufen. Etwa zehn Minuten später kam der diensttuende Arzt, leider nicht mein Hausarzt, bei uns an, und die Hebamme meinte leise zu ihm, daß bei mir eine Zangengeburt nötig sei. Ich war jedoch fest entschlossen, dieses Mal alles allein zu machen, was ich auch tat. Währenddessen wurde, nachdem erst fünf Minuten seit der Ankunft des Arztes vergangen waren, die Zange sterilisiert. Ich hörte beinahe Trompetenfanfaren, als der Kopf durchtrat. Das war der wunderbarste Augenblick, als der kleine nasse Körper zwischen meine Schenkel glitt."

Wenn das Dammgewebe vom kindlichen Kopf gedehnt wird, dann weitet es sich als Reaktion auf diesen Druck aus. Zunächst spürt die Frau Druck auf ihren After, so daß sie womöglich meint, sie müsse ihren Darm entleeren, und dann ein Gefühl des Gedehntwerdens und ein Prickeln um ihre Scheide herum. Es ist wichtig, daß sie bei den zuerst beschriebenen Gefühlen weiterschiebt, sobald sie den Drang dazu verspürt, und so das Kind nach unten gegen den After drückt, also nicht versucht „es zurückzuhalten". Wenn sie die danach beschriebene Empfindung hat, sollte sie sich völlig entspannen, sich unten weich und lose fühlen, ihre Lippen leicht öffnen und auch die Scheide als offen und weich empfinden. Sie sollte durch den geöffneten Mund ein- und ausatmen und das Baby mit ihrer *Atmung* anstatt durch ihr Pressen zur Welt bringen. Dann kann der Kopf ohne Kraftanwendung hinausgleiten, und die Wahrscheinlichkeit wird geringer, daß es zu einem Dammriß kommt oder sie einen Dammschnitt braucht.

9. Der kindliche Kopf hat den Damm erreicht, und mit ein paar weiteren Wehen wird das Kind geboren sein. Die Mutter der Frau hält ihr einen Spiegel hin, damit sie es gleich sehen kann.

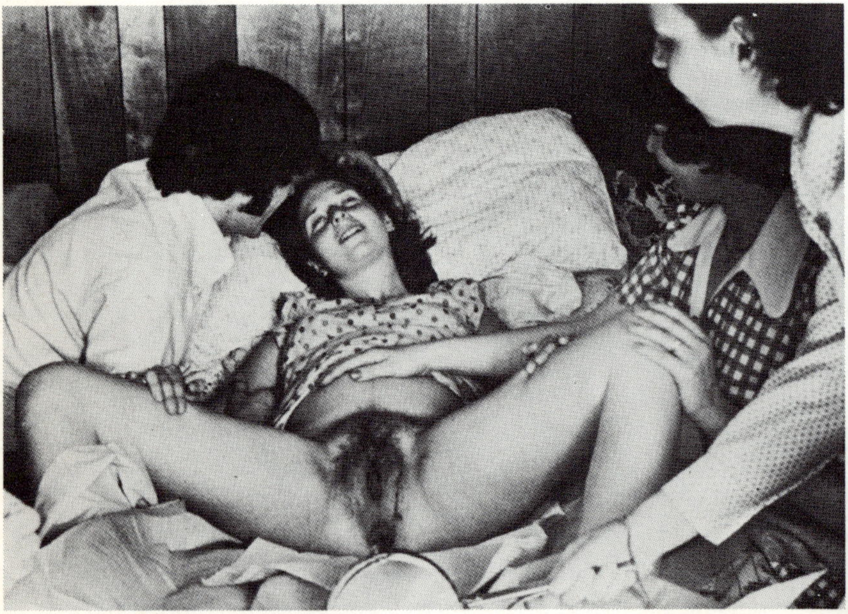

Es ist wichtig, daß die Mutter und die Hebamme zusammenarbeiten, so daß der Kopf des Babys ganz stetig und allmählich und nicht explosionsartig aus der Scheide hinausgleitet. Ina May von der *Farm* in Tennessee bezeichnet das als „geistigen Kontakt" und sagt:

„Wenn ich einer Mutter beim Durchtreten des Kopfes helfe, komme ich mir manchmal vor, als würde ich den Fahrer eines Sattelschleppers von draußen dirigieren und ihm zu verstehen geben: ‚Gut so, noch ein bißchen weiter – jetzt ein paar Sekunden lang anhalten, okay, noch ein bißchen weiter.' Das kann eine sehr telepathische Sache zwischen dir und der Mutter werden ... und während sie mit dieser enormen Kraft innehält, verändert sich die gesamte Beschaffenheit ihrer Haut – sie entspannt sich und wird geschmeidiger und dehnbarer."[6]

Frauen, die ihr Kind zu Hause zur Welt bringen, ertasten oft mit der Hand den Kopf des Kindes, bevor es geboren wird. Manche beschreiben, wie sie den Hinterkopf gefühlt haben, bevor der ganze Kopf herausgeschlüpft war. Diejenigen, die das gemacht hatten, fanden, daß sie dadurch mit dem außergewöhnlichen Gefühl viel besser zurechtkamen, das durch den Druck des kindlichen Kopfes gegen den Damm hervorgerufen wird. Oft berichteten sie, daß das besonders aufregend auch deshalb war, weil sie zum erstenmal das Baby berührten. Sehr leicht kann eine Frau vergessen, daß sie ein Baby zur Welt bringt, wenn sie preßt und preßt und nichts zu passieren scheint! Auch gerät die Existenz des Babys leicht in Vergessenheit, wenn der ganze Körper und alle Gedanken von der unglaublichen Kraft und Energie der Preßwehen absorbiert sind. Die Frauen, die nach unten tasteten und das Baby fühlten, ehe der Kopf durchgetreten war, berichteten über ihr Staunen und ihre Freude bei diesem großartigen Moment der Erkenntnis, daß dort ein Baby war, das sie bald in ihren Armen halten würden.

Es gehört zur Praxis einiger Hebammen, daß sie den Frauen vorschlagen, oder sie vielleicht sogar dazu auffordern, nach unten zu fassen, um ihr Baby festzuhalten. Dann helfen sie ihnen dabei, es aus ihrem eigenen Körper hinauszuheben.

Es besteht kein Grund dafür, weshalb das nicht auch in Kliniken so gemacht werden sollte, und einige Hebammen verfahren so. Doch sehr viel häufiger ist es, daß die Frauen in der Klinik mit Medikamenten „außer Gefecht gesetzt" werden und im Spiegel einem Vorgang zuschauen, der sich am unteren Ende ihres Körpers abspielt, der infolge einer Epiduralanästhesie gefühllos geworden ist, und daß eine Mutter deshalb nicht auf diese Idee kommt. Bei der Klinikentbindung, die in sorgfältig aufeinander abgestimmter Teamarbeit zwischen Fachleuten vor sich geht, scheinen die Frauenärzte und die Hebammen bei der Geburt die Akteure zu sein, während die Frauen relativ passiv sind. Sie sind nicht die Handelnden, es wird vielmehr etwas mit ihnen gemacht. Wenn das, was bisher nur wenige Hebammen praktizieren, häufiger möglich sein soll, müssen wir verändernd auf die Geburtsleitung einwirken und dafür sorgen, daß die Beziehung zwischen der Mutter und ihrem Kind sogar schon beginnen kann, ehe das Kind zur Welt gekommen ist und ihr in die Arme gelegt wird.

Einige der Frauen, die ihre Geburtserfahrungen aufschrieben, wünschten sich, daß das Baby entsprechend der Erkenntnisse Leboyers auf die Welt käme, und gewöhnlich machten sie die Erfahrung, daß die Hebammen interessiert und flexibel genug waren, um sich auf die Wünsche der Frauen einzustellen. Einige gaben an, daß sie es immer so machten und daß es ihrer Meinung nach wichtig sei, dem Kind jeden unnötigen Schock zu ersparen und es gleich der Mutter in die Arme zu legen. Die wiedergegebenen Gespräche zwischen den Müttern und ihren Hebammen erinnerten mich an die Geburt meiner Zwillinge, bei der die Hebamme bedauerte, daß sie nicht genügend Zeit gefunden hatte, um ein warmes Bad vorzubereiten, in das sie die Babys gleich nach der Geburt hätte hineinlegen können. Ich fragte sie, warum sie das so mache, und sie erklärte mir, daß die Babys ja in der Gebärmutter die ganze Zeit im Wasser gewesen seien und daß sie immer eine kleine Wanne mit Wasser zwischen die Beine der Mutter stelle, in die sie das Neugeborene sogleich hineinlege. Ihrer Meinung nach werde dadurch der Geburtsschock gemildert, und die Babys machten einen glücklicheren Eindruck, wenn sie sich wieder im vertrauten Wasser befänden.

Eine Frau schrieb:

,,Unsere Einstellung zur Geburt stimmt in vielem mit Dr. Leboyers Überzeugungen überein, und ich finde, daß seine Erkenntnisse sehr aufschlußreich und wertvoll sind. Die Hebammen lasen sich bereitwillig das Buch von Leboyer durch, das wir ihnen extra für diesen Zweck besorgt hatten, und sie waren im allgemeinen sehr offen gegenüber allen unseren an Leboyer orientierten Wünschen, die wir ihnen gegenüber äußerten."

Eine Mutter berichtete darüber, wie ,,soviele Dinge, von denen jetzt gesagt wird, daß sie bei der Geburt mit dem Baby gemacht werden sollten, bei ihr ganz spontan abliefen":

,,Ich legt ihn sofort an. Er wurde gebadet. Es gab kein grelles Licht und keine lauten Geräusche. Ich war entspannt und fühlte mich wohl. Er trank gut und schlief viel, mit zehn Tagen lächelte er, er ist sehr lebensfroh. Wer weiß, vielleicht wäre er nach einer komplizierten Zangengeburt in einem kalten, hell erleuchteten Kreißsaal genauso, aber irgendwie habe ich doch das Gefühl ..."

Nach der Geburt wurde das Baby immer sofort der Mutter auf den Bauch gelegt und blieb oft während der Nachgeburtsphase, wenn die Plazenta geboren wurde, in den Armen seiner Mutter und es wurde angelegt, sobald es nach der Brustwarze zu suchen begann:

,,Ich bekam Hilary sofort in die Arme, während sie sich um die Plazenta kümmerten. Nachdem sie gebadet worden war, bekam ich sie gleich zum Stillen. Sie fing sofort an zu saugen. Ich war ganz begeistert von ihr. Sie hatte überhaupt keine Flecken und war gar nicht rot, wie ich das erwartet hatte, ich fand sie einfach wunderschön. Nachdem alle gegangen waren, lag sie in ihrer Wiege und schlief aber nicht ein. Deshalb nahm ich sie heraus. Bis zum Morgen lag ich wach und stillte sie. Niemand von uns allen hatte jemals ein so vollkommenes Glück erlebt."

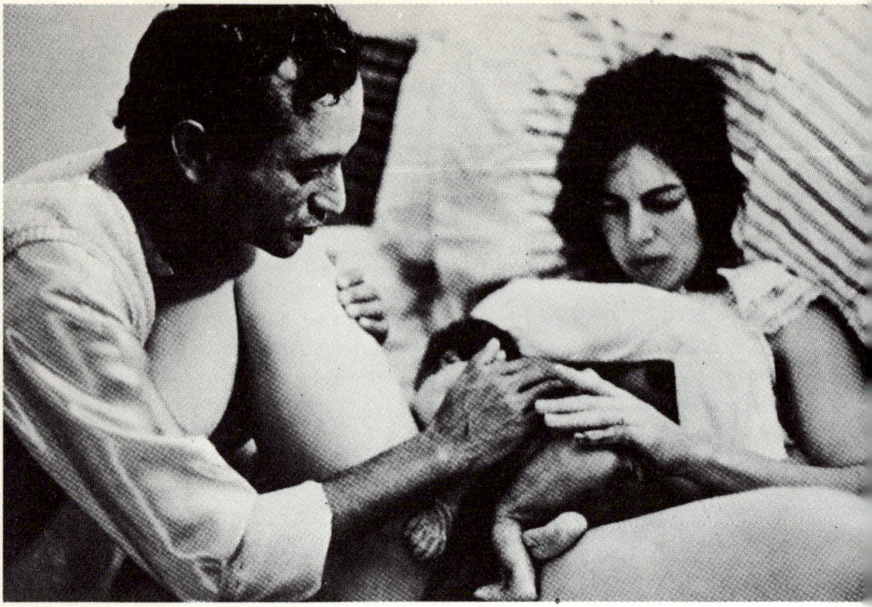

10. Die Mutter nimmt das Baby und legt es auf ihren Bauch. Beide Eltern streicheln ihr Neugeborenes, dessen Nabelschnur noch mit der Plazenta verbunden ist.

Wenn es soweit war, daß das Baby gebadet werden sollte, wie Leboyer das empfiehlt, dann fiel es manchen Müttern schwer, sich von ihrem Baby zu trennen, selbst wenn es im selben Zimmer gebadet wurde. Sie hatten das Gefühl, daß das Baby auf ihrem Körper am besten aufgehoben war, und sogar das Bad bedeutete für sie, daß kostbare Minuten ihres ersten persönlichen Kontakts mit dem Baby verloren gingen.

Mütter, die ihr Kind zu Hause zur Welt bringen, fühlen ganz deutlich, daß sie ihr Baby bei sich behalten möchten und daß sie besser als andere wissen, was gut für es ist. Das kann daher kommen, daß es vor allem die Frauen selbst sind, die sich für eine Hausgeburt entscheiden und darauf bestehen. Es kann auch sein, daß durch eine Hausgeburt starke gefühlsmäßige Auslösefaktoren für eine intensive Interaktion mit dem Baby freigesetzt werden.

Eine Reihe von Müttern und auch Vätern, die vorgehabt hatten, daß das Baby nach Leboyers Erkenntnissen von keinerlei lauten Geräuschen empfangen werden sollte, vergaßen das in ihrer Begeisterung völlig und begrüßten es mit Freudensschreien. Sie berichten, wie sie lachten und weinten, einander umarmten und immer wieder die gleichen Worte sagten. Manche Mutter erzählen, daß sie ihr Kind „an sich gerissen" haben oder es „ganz heftig drückten". Das alles war ein Teil intensiver Erfahrung voller leidenschaftlicher Gefühle, in der gedämpftes Flüstern gar nicht aufkommen konnte. Beide Eltern wurden von etwas mitgerissen, bei dem vorausbedachte Handlungen und Lautstärken bedeutungslos wurden.

Ich halte es für wichtig, hierauf aufmerksam zu machen, denn die Geburt ist im Grunde eine psychosexuelle Erfahrung, und sie kann es für beide Eltern sein. Leboyer hat auf die Bedürfnisse des Kindes aufmerksam gemacht, darauf, daß es rücksichtsvoll und sanft in dieser Welt willkommen geheißen werden möchte, daß es wie ein Mensch und nicht wie ein Fleischklumpen behandelt werden sollte.

Diese Erkenntnis ist heute, wo Techniken und technologischer Fortschritt oft an die Stelle von persönlicher Interaktion und menschlicher Fürsorge getreten sind, von größter Bedeutung. Doch können die Lehren Leboyers auch ritualisiert und wiederum bloß zu einer weiteren Methode umfunktioniert werden, so als wäre allein durch den Umstand, daß bei der Geburt Ruhe herrscht, das Licht gedämpft ist und das Baby anschließend gebadet wird, alles andere auch in bester Ordnung.

Das Baby wird als eigenständige Person geboren und wächst in einer Familie auf. Es ist sein Geburtsrecht, vom ersten Moment an der Erfahrung des Menschseins teilzuhaben. Mit dieser Erfahrung gehen starke Gefühle und spontane Reaktionen einher. Aus den Berichten der Mütter über ihre Hausgeburten und aus meinen eigenen Erfahrungen bei fünf Hausgeburten wird klar, daß die Geburt ein Akt der

Liebe ist. Wie jeder Liebesakt hat sie ihre eigene Dynamik, die alles durchdringt und von der das Verhalten der Beteiligten geprägt wird, so daß ihre Sinne geschärft sind und sie das Gefühl haben, als wäre jede Zelle des Körpers und die gesamte Wahrnehmung auf diesen einen Vorgang konzentriert.

Die Geburt des Babys und seine Begrüßung in der Welt sind Teil dieser umfassenden Erfahrung, nicht etwas, das erst in einer besonderen „Bindungszeit" stattfinden kann, die eingeräumt wird, nachdem die Geburt völlig abgeschlossen ist. Wenn die Wehen und die Geburt selbst in einer warmen, liebevollen Umgebung ihren Lauf nehmen konnten und die Frau gespürt hat, daß sie ruhig alles das tun kann, wonach ihr zumute ist, dann nimmt sie ihr Baby ganz spontan richtig in Empfang. Niemand braucht ihr beizubringen, wie sie das machen soll. Es brauchen keine detaillierten Pläne gemacht zu werden. Die Hebamme und der Arzt, die, um mit den Worten einer Oberschwester zu sprechen, der Meinung sind, daß es notwendig ist, „für eine Bindung zwischen der Mutter und dem Baby und den anderen Familienmitgliedern zu sorgen", werden von dem Ablauf der Ereignisse womöglich ziemlich in Verwirrung gebracht und haben Schwierigkeiten, ihre eigene relative Bedeutung dabei zu erkennen und richtig einzuschätzen. Denn wenn sich eine Mutter ihr Neugeborenes Haut an Haut auf ihren Körper legt, dann gehört das zum sexuellen Akt der Geburt dazu, und alles, was sie dann sagt und tut, ihre Leidenschaft und Zärtlichkeit, ihr Staunen und ihre Ehrfurcht, die ekstatischen Äußerungen, das Lachen und die Tränen, das oft heftige Besitzergreifen, die Art, wie sie das Baby berührt und erforscht, das alles gehört zu dieser grundlegenden sexuellen Erfahrung dazu.

Auch die Stunden nach der Geburt waren für die Frauen, die ihr Kind zu Hause zur Welt brachten, sehr wichtig. Die meisten hatten keinerlei Medikamente bekommen und waren hellwach, es gingen ihnen viele Gedanken im Kopf herum, und sie befanden sich mehrere Stunden nach der Geburt in einem Zustand erhöhter Wahrnehmungsfähigkeit. Hier besteht ein Unterschied zu dem gedämpften Zustand einer Frau, die die in den Kliniken häufig verwendeten Betäubungsmittel bekommen hat, die dort in sehr viel höheren Dosen verabreicht werden, als zu Hause. Auch wurden Frauen, die wach und erregt waren, in den Kliniken häufig dazu gebracht, gleich nach der Geburt Schlaftabletten zu nehmen. Dadurch entging ihnen diese wichtige Zeit, in der die Geburt noch einmal durchlebt und die neue Beziehung zum Baby langsam immer wirklicher wird.

Eine Frau schrieb zum Beispiel, daß sie „vor lauter Glück die ganze Nacht nicht schlafen konnte, wie da mein winziges Baby so neben mir in seinem Bettchen lag". Bei ihrem ersten Kind hatte es sechs Monate gedauert, bevor sie das Gefühl hatte, sie habe „eine gute Beziehung zu ihm hergestellt", und dieses Kind war „schwierig" gewesen. Nach dieser Geburt berichtete sie, daß sie

„keine Depressionen nach der Geburt hatte; es hatte sich eine gute Beziehung zu dem Baby entwickelt und es war ziemlich einfach, wieder zu den Routineaufgaben im Haushalt zurückzukommen. Einer der größten Vorteile der Hausgeburt bestand darin, daß die Unterstützung des Arztes und der Hebamme durch Hausbesuche nach der Geburt nicht abrupt aufhörte. Die Schwester vom Gesundheitsamt kam vorbei und sagte, daß sie mit der Hebamme die Übereinkunft getroffen hätte, daß die Hebamme sich weiterhin um ‚ihre' Babys kümmere, soweit das möglich sei. Nach der offiziellen Beendigung der Wochenpflege kam die Hebamme weiterhin erst einmal pro Woche und dann alle vierzehn Tage und später einmal pro Monat ins Haus, bis das Kind etwa ein Jahr alt war."

Viele erwähnten die ausgezeichnete Wochenpflege:

„Ich empfand die Wochenpflege durch die Bezirkshebammen als sehr viel umfassender verglichen mit der Aufmerksamkeit und den Ratschlägen, die die Mütter in der Klinik bekommen ... Vielen meiner Freundinnen hatte die ‚Schlafsaalatmosphäre' in der Klinik anscheinend gefallen, doch ich genoß die persönliche Aufmerksamkeit und Handlungsfreiheit zu Hause."

Alle Mütter stillten und gaben ausnahmslos an, daß sie in den ersten Tagen und Wochen nach der Geburt viel Freude am Umgang mit ihrem Baby gehabt hätten, oft im Unterschied zu ihren Erlebnissen nach einer Klinikgeburt. ,,Mein Kind war von Anfang an ganz nah bei mir", berichtete eine Frau, ,,sowohl körperlich wie auch seelisch, und ich kann das nur auf die Geburt zurückführen, die normal, ganz natürlich und sehr schön verlief, wie das sein sollte". Eine andere Frau, die meinte, daß durch ihre Hausgeburt ,,ein Traum in Erfüllung gegangen" sei, schrieb, daß ihr Kind gut gedeihe und zufrieden sei und seine Fröhlichkeit und Ausgeglichenheit etwas mit der Freude bei der Hausgeburt und der Sanftheit zu tun haben müsse, mit der es in dieser Welt aufgenommen worden war.

Ein andere Frau schrieb:

> ,,Diese Entbindung verlief genauso, wie eine Geburt eigentlich sein sollte, sie hat einen sehr starken Eindruck in mir hinterlassen und mir ein so ,umgängliches', zutrauliches Baby geschenkt, daß ich immer dankbar sein werde ... Ich finde es bedeutsam, daß das keine welterschütternde Erfahrung war, sondern fast das Gegenteil – ein einfacher, komplikationsloser Vorgang, der sich ganz natürlich in den Tagesablauf einfügte (die Geburt des Kindes fand sehr passend zwischen Mittagessen und Teepause an einem Sonntagnachmittag statt!)."

Alle Frauen, die noch mehr Kinder wollten, hofften, daß es möglich sein werde, wieder eine Hausgeburt zu haben. Das deckt sich mit Untersuchungen, die sich mit den Wünschen von Frauen beschäftigen. Aus ihnen geht klar hervor, daß sich sehr viele Frauen für eine Hausgeburt entscheiden würden, wenn sie die Möglichkeit dazu hätten. Die Untersuchung von Goldthorp und Richman,[7] die sich mit den Frauen beschäftigt, die wegen eines Streiks des National Health Service (des Gesundheitsdienstes in Großbritannien) ihr Kind zu Hause zur Welt bringen mußten, obwohl sie in einer Klinik angemeldet gewesen waren, ergibt, daß die große Mehrheit dieser Frauen eine Hausgeburt vorziehen würde, ganz unabhängig davon, ob die Geburt zu Hause leicht oder schwer war.

Es ist nur schwer verständlich, wie Ärzte den Eindruck

gewinnen konnten, daß die Frauen gar keine Hausgeburt wollen – wie das viele behaupten –, wenn sie in Wirklichkeit nur einfach keine *Möglichkeit* dazu hatten und ihnen oft gar nicht klar war, daß das geht. Die meisten Frauenärzte halten es für selbstverständlich, daß die Frau automatisch ihr Kind in der Klinik zur Welt bringen wird, wenn sie bei ihr eine Schwangerschaft festgestellt haben. Zu diesem Zeitpunkt macht sich die Frau gerade erst mit dem Gedanken vertraut, daß sie schwanger ist, und trifft noch keine detaillierten Vorkehrungen für die Geburt. Wenn Sie also erwägen, Ihr nächstes Kind lieber zu Hause zur Welt zu bringen, dann beschäftigen Sie sich damit, *bevor* Sie schwanger sind und machen Sie ihrem Arzt das gleich bei der ersten Untersuchung klar.

Sie stehen nicht allein da. Hausgeburten sind keine vorübergehende Modeerscheinung oder nur eine örtlich begrenzte oder auf nationaler Eben stattfindende Reaktion auf eine unzureichende Versorgung in den Entbindungsstationen oder auf schlechte Kliniken. In der gesamten westlichen Welt wird daraus eine Bewegung. In den USA, in Kanada, in Großbritannien und jetzt auch in Schweden, Frankreich und Deutschland fordern Frauen für sich Hausgeburten, und es sind Interessengruppen entstanden.

Es kann zwar sein, daß Frauen in diesen Ländern damit auf schlechte Bedingungen bei der Vorsorge, auf unpersönliche Behandlung und eine immer stärker werdende Technisierung des gesamten Geburtsvorgangs reagieren, doch ist das nicht grundsätzlich der Fall. In Schweden und Finnland gibt es zum Beispiel ausgezeichnete Kliniken. Doch auch in diesen Ländern fordern wieder mehr Frauen eine Hausgeburt. Es ist also nicht nur so, daß die Betroffenen von den Vorgängen in den Kliniken abgeschreckt werden, sondern daß der positive Wert der Hausgeburt aufs neue erkannt wird. Und das Wesentliche hierbei ist, daß selbst die einfachste Wohnung im Vergleich mit irgendeiner klinischen Einrichtung eine Umgebung kultureller Fülle darstellt.

Manchmal wird den Frauen von ihren Frauenärzten vorgeworfen, daß sie „egoistisch" seien und „nicht an das Baby denken würden". Das hat mit der Wahrheit wenig zu tun. Ihr eigenes seelisches Gleichgewicht stellt bei dem Abwägen von Vor- und Nachteilen, das zur Entscheidung für eine Hausgeburt führt, nur einen Faktor dar. Auch die Fähigkeiten der Hebammen und ihre unterstützende Rolle beim Geburtsvorgang finden wieder Anerkennung. Die Prinzipien, von denen die Hausgeburtenbewegung getragen wird, bestehen nicht nur in dem Gedanken, daß das Zuhause der richtige Platz ist, um ein Kind zu gebären, sie kündigen auch eine Wiedergeburt der *Hebammenkunst* an.

Fast jede Frau, die mir über ihre Hausgeburt berichtet hat, hat über die günstige Auswirkung der Hausgeburt auf ihre spätere Beziehung zu dem Baby geschrieben, und nicht nur auf die eigene Beziehung, sondern auch auf die zwischen dem Vater und dem Kind.

Die Geburt bildet nicht nur den dramatischen Höhepunkt der Schwangerschaft. Sie stellt nicht einfach den Vorgang dar, bei dem ein Baby aus dem Körper der Frau herausbefördert wird. Die Geburt ist eine Erfahrung, die für die Frau, den Vater des Kindes und die ganze Familie große Bedeutung und einen eigenen Wert hat. Die Bedeutung, die ein Paar, das ein Kind erwartet, der Geburt beimißt, und beider aktive Teilnahme daran, können für ihre Entwicklung als Mann und Frau, die in der Lage sind, ihr Kind zu umsorgen und Freude daran zu haben, von großer Wichtigkeit sein.

Bei der Entstehung einer Bindung zwischen Mutter, Vater und Baby geht es nicht nur darum, was in den Minuten unmittelbar *nach* der Geburt geschieht, sondern es geht um die gesamte Atmosphäre, in der sich die Geburt abspielt. Es geht dabei nicht um ein Mittel, das man den Eltern nach der Geburt verabreichen kann, damit sie fähigere Versorger ihrer Kinder werden. Die Bindung ist das Ergebnis eines allmählichen, intensiven Vorgangs, der in der Schwangerschaft beginnt, stärker in Erscheinung tritt, wenn die ersten

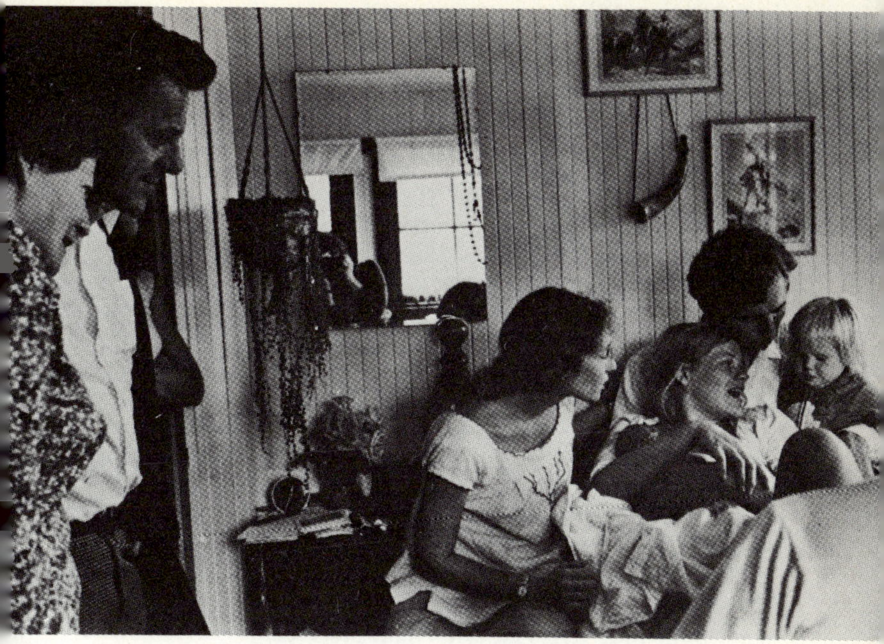

11. Die neue Familie ist zusammengekommen. Die Großeltern schauen zu, wie das ältere Kind nach der Geburt seinen intensiven Gefühlen Ausdruck gibt.

Kindsbewegungen zu spüren sind und beide Eltern ihr Kind kennenzulernen beginnen, während es noch in der Gebärmutter ist, und der sich während der Geburtsarbeit fortsetzt, wenn eine Frau die Möglichkeit hat, ihren eigenen Rhythmus zu finden, ihre Geschlechtlichkeit zum Ausdruck zu bringen und ohne Zwang oder Hemmungen *sie selbst* sein kann. Dazu gehört, daß auch der Mann die Freiheit hat, seine Gefühle auszudrücken und nicht nur zum Zuschauer, sondern zum Vater zu werden.

Dann wird die Geburt eine Feier des Lebens.

Nachwort

Ich begann dieses Buch, indem ich darüber sprach, wie wichtig es ist, die Wahl zwischen alternativen Möglichkeiten zu haben und über unseren Körper und unsere medizinische Versorgung selber entscheiden zu können, und wollte das wiedergeben, was viele Frauen mir über ihre Erfahrungen bei ihrer Hausgeburt berichtet haben. Bei meinen eigenen Geburten, die alle Hausgeburten waren, habe ich tiefe Freude empfunden, und ich bin sicher, daß meine Begeisterung Eingang in das gefunden hat, was ich geschrieben habe. Das kann zur Folge haben, daß einige Leserinnen und Leser vielleicht meinen, ich wolle versuchen, andere zur Hausgeburt zu überreden. Das ist nicht meine Absicht. Worauf es mir ankommt sind Informationen zum besseren Verständnis unseres eigenen Körpers und unseres Lebens (psychologische Erziehung, nicht einfach eine Ansammlung von Fakten) und die Freiheit der Wahl, um zwischen verschiedenen Möglichkeiten entscheiden zu können. Einige werden sich für diese Möglichkeit entscheiden, einige für eine andere. Einige möchten zur Geburt in die Klinik gehen, andere möchten zu Hause bleiben. Manche Frauen möchten vielleicht eine Epiduralanästhesie haben und hoffen, daß sie überhaupt nichts spüren, und andere wünschen sich eine Geburt mit allen damit verbundenen Empfindungen. Ich glaube, daß ein wichtiger Bestandteil einer freien Gesellschaft, die wir zu schaffen versuchen, darin besteht, daß jeder einzelne die Möglichkeit hat, seine inneren Fähigkeiten zu entwickeln und die Verantwortung für seine eigenen Handlungen und Entscheidungen zu tragen.

Aufgabe der Entbindungsstationen und der Schwangerenvorsorge ist es, dafür zu sorgen, daß soviele Babys wie möglich ohne körperliche Schäden zur Welt kommen. Doch bei der Geburt eines Kindes geht es um noch mehr. Kinder werden von Frauen geboren, doch sie wachsen in einer Familie auf. Ich meine, daß die Umgebung bei der Geburt einer grundlegenden psychosexuellen Erfahrung angemessen sein sollte, daß die Atmosphäre die Entstehung einer Bindung nicht nur zwischen Mutter und Baby, sondern auch zwischen Vater und Baby begünstigen und dazu beitragen sollte, daß es zu einer sich spontan entwickelnden Interaktion zwischen ihnen kommt, durch die eine neue *Familie* geboren wird.

Für die Frauen, die in der Lage sind, im Verlauf eines physiologischen Vorgangs, bei dem geburtshilfliche Eingriffe nicht notwendig sind, spontan zu gebären, ist die Klinik nur dann besser als das eigene Zuhause, wenn für eine solche Umgebung und Atmosphäre dort effektiver gesorgt werden kann. In einer verantwortungsbewußten Gesellschaft ist die Bereitstellung einer Hausgeburtenversorgung auf dem neuesten Stand eine wichtige Aufgabe des Gesundheitswesens.

Anmerkungen

1. Warum Hausgeburten in unserer fortschrittlichen Zeit?

1 Sheila Kitzinger: *The good birth guide*, London (Fontana) 1979.

2. Was stimmt nicht mit unseren Kliniken?

1 Lee Stewart: Why is there a need for alternatives in childbirth? In: *Safe alternatives in childbirth* (Hrsg. von David und Lee Stewart), Chapel Hill (NAPSAC) 1976.
2 Joel Richman und G. O. Goldthorp: Fatherhood, the social construction of pregnancy and birth. In: *The place of birth* (hrsg. von Sheila Kitzinger und John Davis). Oxford (University Press) 1978.
3 Richman/Goldthorp in: *The place of birth*, a. a. O.
4 Ebd.
5 *The good birth guide*, London (Fontana) 1979.
6 Sheila Kitzinger und John Davis (Hrsg.): *The place of birth*, Oxford (University Press) 1978.
7 Ricardo L. Schwartz et al.: Fetal and maternal monitoring in spontaneous labors and elective inductions. *American Journal of Obstetrics and Gynaecology* 120 (1974) S. 356–362.
8 *Some mothers' experience of induced labour* (2. Auflage), National Childbirth Trust, London 1978.
9 Ian Brown: Active Management of labour. *Midwife and Health Visitor* 9. Juli 1973.
10 R. Chamberlain (Hrsg.): *British births 1970*, Bd. I: *The first week of life*, London (Heinemann) 1975.
11 W. A. Liston und A. J. Campbell: Danger of oxytocin-induced labour to fetuses. *British Medical Journal III* (1974) S. 606–607.
12 G. Chamberlain, E. Philipp, B. Howlet und K. Masters: *British births 1970*, Bd. II *Obstetric care*, London (Heinemann) 1978.
13 *The place of birth*, a. a. O.
14 K. O'Driscoll: An obstetrician's view of pain. *British Journal of Anaesthesia* 47 (1975) S. 1053.
15 Roberto Caldeyro-Barcia: Some consequences of obstetrical interference. *Birth and the Family Journal* 2 (1975) S. 34–76.
16 A. Flynn und J. Kelly: Continuous fetal monitoring in the ambulant

patient in labour. *British Medical Journal* II (1976) S. 842–843. – N. Smyth: Biomechanics and human parturition. *Proceedings of the Royal Society of Medicine* 67 (1974) 189–193. – Gertie F. Marx: Aortocaval compression. *Bulletin of the New York Academy of Medicine* 50 (1974) S. 443–446.

17 A. M. Flynn, J. Kelly, G. Hollins, P. F. Lynch: Ambulation in labour, *British Medical Journal* II (1978) S. 591–593.

18 Dinah Levett: Some thoughts on episiotomies. *N. C. T. Teachers' Broadsheet* 22, National Childbirth Trust, London 1973.

19 *The place of birth*, a. a. O.

20 *The good birth guide*, a. a. O.

21 *Some mothers' experiences of induced labour*, a. a. O.

22 M. Klaus und J. Kenell: *Maternal infant bonding*, St. Louis (Mosby) 1976.

23 Frederick Leboyer, *Geburt ohne Gewalt*, München (Kösel) 1981.

24 *The good birth guide*, a. a. O.

25 Ebd.

26 Ebd. – Sheila Kitzinger: *The Experience of breastfeeding*, Harmondsworth (Penguin) 1979.

27 *The good birth guide*, a. a. O.

3. Die Sicherheit

1 Jean Fedrick und R. O. Butler: Intended place of delivery and perinatal outcome. *British Medical Journal* I (1978) S. 763–765.

2 W. M. O. Moore in: *The place of birth*, a. a. O.

3 I. J. Hoult, A. H. MacLennan und L. E. S. Carrie: Lumbar epidural anaesthesia in labour: relation to foetal malposition and instrumental delivery. *British Medical Journal* I (1977) S. 14–16.

4 G. Chamberlain, E. Philipp, B. Howlett und K. Master: *British births 1970*, Bd. II: *Obstetric care*, London (Heinemann) 1978.

5 D. D. Methews: A randomized controlled trial of bedrest and sedation or normal activity and non-sedation in the management of non-albumineuric hypertension in late pregnancy. *British Journal of Obstetrics and Gynaecology* 84 (1977) S. 108–114.

6 G. Chamberlain et. al., a. a. O.

7 M. I. J. Hogg, P. C. Wiener, M. Rosen und W. W. Mapleson: Urinary excretion of pethidene and norpethidene in the newborn. *British Journal of Anaesthesia* 49/9 (1977) S. 891–899.

8 G. Chamberlain et. al. a. a. O.

9 W. M. O. Moore in: *The place of birth*, a. a. O.

10 Longworth Scientific Instrument Co. Ltd. – Als dieses Buch geschrieben wurde, betrug der Preis ca. 30 Pfund.

11 I. Chalmers, J. E. Zlosnik, K. A. Johns und H. Campbell: Obstetric practice and outcome of pregnancy in Cardiff residents, 1965–1973. *British Medical Journal* I (1976) S. 735.
12 Martin Richards in: *The place of birth,* a. a. O.
13 *The Place of Birth,* a. a. O.
14 Ebd.
15 I. Chalmers und M. Richards in: *Benefits and hazards of the new obstetrics* (hrsg. von Tim Chard und Martin Richards), London (Heinemann) 1977.
16 S. L. Barron, A. M. Thomson und P. R. Philipps: Home and hospital confinement in Newcastle upon Tyne, 1960–1969. *British Journal of Obstetrics and Gynaecology* 84 (1977) S. 6.
17 Eric J. Cassell: *The healer's art,* Harmondsworth (Penguin) 1978.
18 Eva Alberman in: *Benefits and hazards of the new obstetrics,* a. a. O.
19 Persönliche Mitteilung.
20 *Benefits and hazards of the new obstetrics,* a. a. O.

4. Das zu Hause geborene Baby

1 Sheila Kitzinger und John Davis (Hrsg.): *The place of birth,* Oxford (University Press) 1978.
2 Sheila Kitzinger: *Frauen als Mütter,* München (Kösel) 1980.
3 John und Elizabeth Newson: *Infant care in an urban community,* London (Allen & Unwin) 1963.
4 R. A. Spitz et al: *The first year of life,* New York (International Universities Press) 1965.
5 John Bowlby: *Attachment and Loss,* Bd. 1, Hardmondsworth (Penguin) 1971.
6 D. W. Winnicott: *Collected papers,* Tavistock 1958.
7 Daniel Stern: *The first relationship: mother and child,* London (Fontana) 1978. – H. R. Schaffer: *Studies in mother-infant interaction,* London (Academic Press) 1977.
8 Sheila Kitzinger: *The experience of breastfeeding,* Harmondsworth (Penguin) 1979.
9 *The place of birth,* a. a. O.
10 Frederick Leboyer: *Geburt ohne Gewalt,* München (Kösel) 1981.
11 *The place of birth,* a. a. O.
12 J. H. Kennell, M. A. Tause und M. H. Klaus: Evidence for a sensitive period in the human mother. *Parent – infant interaction.* CIBA Foundation Symposium 33, 1975.
13 Zitiert nach Rubin Chec: Maternal touch, *Child and Family* 4, 1965.
14 Aidan Macfarlane: *Die Geburt,* Stuttgart (Klett) 1978.

15 Sheila Kitzinger: *The experience of breastfeeding*, a. a. O.
16 C. und S. J. Hutt: Auditory discrimination at birth. In: *Early human development* (Hrsg. von S. J. und C. Hutt), Oxford University Press 1973.
17 The modern practice of separating a new-born baby from its mother, *Proceedings of the Royal Society of Medicine* 69 (1976) S. 22–25.
18 J. H. Kennel et al.: *Parent – infant interaction*, a. a. O.
19 Sheila Kitzinger: *The good birth guide*, a. a. O.
20 M. A. Lynch: Ill health and child abuse, *Lancet* II (1975) S. 317.
21 D. M. Smith und D. H. Garrow: *The Place of Birth*, a. a. O. – T. B. Brazelton: Effect of pre-natal drugs on the behavior of the neonate, *American Journal of Psychiatry* 126 (1970) S. 1261–1266.
22 E. Conway und Y. Brackbill: Delivery, medication and infant outcome, *Monograph of Society for Research on Child Development*, 35 (1970) S. 24–34.
23 Martin Richards: The one-day-old deprived child, *New Scientist*, März 1974.
24 D. H. Garrow und D. M. Smith: *The place of birth*, a. a. O.

5. Vorbereitungen für eine Hausgeburt

1 Sheila Kitzinger und John Davis (Hrsg.): *The place of birth*, Oxford University Press 1978.
2 Moira Brown, zitiert nach *General Practioner* 3, März 1978.
3 Eva Alberman in: *Benefits and hazards of the new obstetrics* (hrsg. von Tim Chard und Martin Richards), London (Heinemann) 1977.
4 Brief an die Society to Support Home Confinement (Gesellschaft zur Unterstützung von Hausgeburten) vom 12. Juli 1976.
5 Brief an die Society to Support Home Confinement vom 17. September 1976.
6 Bericht im *General Practitioner*, 3. März 1978.
7 Bund Deutscher Hebammen e. V., 1. Vors.: Frau Ruth Kölle, Bandhausstr. 5, 7102 Weinsberg, Tel. 07134/8295. Hier – oder aus dem Telefonbuch – können Sie die Adressen und Telefonnummern der Landesverbände erfahren.
8 Empfehlenswert sind die Desinfektionslösungen aus der Polyvinylpyrrolidonjod-Reihe, nicht sosehr dagegen die häufig verwendeten phenolhaltigen Desinfektionsmittel wie z. B. Sagrotan.
9 Eine ausführliche Behandlung der emotionalen Aspekte findet man in Sheila Kitzinger: *The experience of breastfeeding*, Harmondsworth (Penguin) 1979.

6. *Suchtmittel, Medikamente und Ernährung während der Schwangerschaft*

1 M. Ottariano et al.: *On the effects of smoke on foetal health.* Referat anläßlich des 5. Internationalen Kongresses für psychosomatische Geburtshilfe und Gynäkologie in Rom 1977.

2 *Federal Register* 43 (13. Juni 1978) S. 114, US Department of Health, Education and Welfare.

3 J. W. Hanson et al.: Fetal alcohol syndrome: experience with 41 patients. *Journal of the American Medical Association* 235 (1976) S. 1458–1460.

4 W. A. Bleyer et al.: Studies on the detection of adverse drug reaction in the newborn. *Journal of the American Medical Association* 213 (1970) S. 12.

5 Persönlich mitgeteilt von Dr. Peter Dunn, Professor für perinatale Medizin, University of Bristol.

6 *Drugs adversely affecting the human fetus.* Ross Laboratories, Columbus/Ohio 1971.

7 Roger W. Hoag: Perinatal pharmacology. *Birth and the Family Journal* 113, 1974.

8 J. G. Wilson: Present status of drugs as teratogens in Man. *Terotology* 7 (1974) S. 3–16. Für den Erwachsenen im Grunde unschädliche Konzentrationen können sich jedoch beim Fötus wegen fehlender Abbaumöglichkeiten durch Leber und Niere zum Teil ansammeln.

9 *Drugs adversely affecting the human fetus,* a. a. O., bezieht sich auf Material in B. Mirkin: *Postgraduate Medicine* 47 (1970) S. 91.

10 Bericht in der *New York Herald Tribune,* 14. Dezember 1977.

11 J. V. Kelly, Drugs used in the management of toxaemia of pregnancy. *Clinical Obstetrics, Gynaecology* 20 (1977) S. 395–410.

12 Ebd.

13 Ebd.

14 Ebd.

15 *Drugs adversely affecting the human fetus,* a. a. O.

16 P. A. Palmisano und G. Cassady: Salicylate exposure in the perinate. *Journal of the American Medical Association* 209 (1969) S. 556.

17 Siehe Sheila Kitzinger: *Natürliche Geburt,* München (Kösel) 1981, und *Journey through birth,* Tonbandkassetten, zu beziehen über National Childbirth Trust, 9 Queensborough Terrace, London, W 2.

18 Kelly, a. a. O.

19 Hoag: *Drugs adversely affecting the human fetus,* a. a. O.

20 Bericht in *Newsweek* vom 31. Januar 1977.

21 P. G. F. Nixon und David H. Dighton: Meditation or Methyldope? *British Medical Journal* II (1976) S. 525.

22 Ebd.
23 Gary K. Oakes und Ronald A. Chez: Nutrition in pregnancy. *Contemporary Obstetrics and Gynaecology* 4 (1974) S. 147–150.
24 I. Blumenthal: Diet and diuretics in pregnancy and subsequent growth of offspring. *British Medical Journal* II (1976) S. 753.
25 Tom Brewer: Food, salt, water and pregnancy, *Keeping Abreast Journal* 2 (4), 1977.
26 Persönliche Mitteilung.
27 Gail Sforza Brewer und Tom Brewer: *What every pregnant woman should know,* New York (Random House) 1977.
28 Barbara Luke: A nutritional assessment of the expectant mother, *Keeping Abreast Journal* 2 (4), 1977.
29 Eleanor R. Williams: Nutrition: vegetarian diets in pregnancy. *Birth and the Family Journal* 3 (1976), S. 2. – Committee on Nutritional Misinformation, Food and Nutrition Board, National Research Concil: Vegetarian Diets. *Journal of American Dietet. Association* 65 (1974) S. 121–122. – Darla Erhard: The new vegetarians: the Zen macrobiotic movement and the other cults based on vegetarianism. *Nutrition Today* 9 (1974) S. 20–25.
30 Eleanor R. Williams, a. a. O.
31 E. F. Patrice Jelliffe: Effect of maternal dietry on fetal and subsequent child health and development. *Keeping Abreast Journal* 2 (4), 1977.

7. Das ältere Kind

1 *Good birth guide,* London (Fontana) 1979.
2 Siehe Sheila Kitzinger: Women's experiences of birth at home. In: *The place of birth* (hrsg. von Sheila Kitzinger und John Davis), Oxford (University Press) 1978.
3 Rachel Davies: A sensitive approach to childbirth, *Nursing Times* 9, Februar 1978.
4 Sheila Kitzinger: *Geburtsvorbereitung,* München (Kösel) 1981.
5 Lennart Nilsson: *Ein Kind entsteht,* München (Mosaik) 1977.
6 *The place of birth,* a. a. O.

8. Die Geburtsarbeit

1 Juliet de Boulay: *Portrait of a Greek mountain village,* Oxford (University Press) 1974. – Sheila Kitzinger: *Frauen als Mütter,* München (Kösel) 1980.
2 Joel Richman und W. O. Goldthorp in: *The place of birth,* a. a. O.

3 Ebd.
4 Ebd.
5 Stephen Koons: Homebirth: a family awakening. In: *Safe alternatives in childbirth* (Hrsg. von David und Lee Stewart), Chapel Hill/NC (NAPSAC) 1976.

9. *Der Tag der Geburt*

1 Vier Zentimeter: Zur Schätzung der Eröffnung wird die Zahl der Finger mal zwei genommen.
2 Elliot Philipp: *Childbirth*, London (Fontana) 1978.
3 A. Jhivad und T. Vaog: Induction of labor by breast stimulation. *Contemporary Obstetrics and Gynaecology* (1974) S. 109–113.
4 Sheila Kitzinger, *Natürliche Geburt. Ein Buch für Mütter und Väter*, München (Kösel) 1980.
5 Siehe Mangert und Murphy, zitiert in Richard J. Atwood: Parturitional posture and related birth behavior ... *Acta Obstetrica et Gynecologica Scandinavia*, Supplement 57, 1976.
6 Ina May Gaskin: *Spiritual midwifery*, Book Publishing Co., The Farm, Summertown/Tennessee 1978. Deutsche Ausgabe geplant bei Irisiana, Haldenwang.
7 W. O. Goldthorp und J. Richman: Maternal attitudes to unintended home confinement. *Practitioner* 212 (1974) S. 845.

Erlebnis Geburt

Erfahrungsberichte von Müttern, Vätern und Freunden
Herausgegeben von Juliane Beck und Vivian Weigert
1982. Etwa 280 Seiten mit 17 Abbildungen

Dieses Buch schließt eine Erfahrungslücke, die in unserer Kultur durch das Ausklammern von Geburt, ebenso wie von Krankheit und Tod, aus dem Alltagsleben eines jeden entstanden ist. Die gesammelten Berichte vermitteln eine lebendige Vorstellung davon, wie vielfältig und unvorhersagbar Geburten sein können und wie eng sie mit der Persönlichkeit der gebärenden Frau (und auch des Kindes) und ihren Lebensumständen verknüpft sind.

John A. Schindler

Die Heilkraft des seelischen Gleichgewichts

Ein ärztlicher Ratgeber für Gesunde und Kranke
Aus dem Englischen übertragen von Maria Gehrke
40. Tausend. 1982. 200 Seiten. Leinen

»In einer außerordentlich anschaulichen und leichtfaßlichen Weise beschreibt Schindler den Zusammenhang zwischen seelischem Erleben und körperlichem Wohlbefinden . . . Mit großem Ernst, aber auch ebenso mit Humor geht der Autor insbesondere auf die zahlreichen Schwierigkeiten moderner Lebensführung ein und sucht gewissermaßen gemeinsam mit dem Leser nach Auswegen aus verfahrenen Situationen.«
Ärztliche Mitteilungen

Alwin Seifert

Gärtnern, Ackern – ohne Gift

236. Tausend der Gesamtauflage. 1982. 210 Seiten
mit 14 Abbildungen auf 8 Tafeln

»Alwin Seifert zeigt den Weg der Schädlingsverhütung, nämlich die Pflanzen über Bodengesundheit durch Humuspflege wieder gesund und widerstandsfähig zu machen. ›Gärtnern, Ackern – ohne Gift‹ gibt die Erfahrungen eines langen, reichen Lebens wieder. Naturbeobachtung und undoktrinäre, eigene Anschauungen machen Seiferts Buch unangreifbar und veranlassen dazu, die etablierte Dünger- und Schädlingslehre neu zu überdenken.« *Boden und Gesundheit*

Biederstein Verlag München

Bücher zum Thema
in der Beck'schen Schwarzen Reihe

Jean Liedloff
Auf der Suche nach dem verlorenen Glück
Gegen die Zerstörung unserer Glücksfähigkeit
in der frühen Kindheit
Aus dem Englischen übertragen von Eva Schlottmann und
Rainer Taëni. 17. Tausend. 1981. 221 Seiten (BSR 224)

René König
Die Familie der Gegenwart
Ein interkultureller Vergleich
3., erweiterte Auflage. 1978. 176 Seiten mit 9 Textabbildungen
(BSR 116)

Walter Toman
Familienkonstellationen
Ihr Einfluß auf den Menschen und sein soziales Verhalten
3., überarbeitete Auflage. 1980. 303 Seiten (BSR 112)

Michael Mitterauer / Reinhard Sieder
Vom Patriarchat zur Partnerschaft
Zum Strukturwandel der Familie
2., neubearbeitete Auflage. 1980. 228 Seiten (BSR 158)

Geschlechtsunterschiede
Entstehung und Entwicklung
Mann und Frau in biologischer Sicht
Herausgegeben von Norbert Bischof und Holger Preuschoft
1980. 264 Seiten mit Abbildungen und Graphiken im Text
(BSR 207)

Geschlechtstypisches Verhalten
Mann und Frau in psychologischer Sicht
Herausgegeben von Annette Degenhardt und Hanns Martin Trautner
1979. 310 Seiten mit Tabellen und Abbildungen im Text
(BSR 205)

Geschlechtsrollen und Arbeitsteilung
Mann und Frau in soziologischer Sicht
1979. 308 Seiten (BSR 206)

Verlag C.H. Beck München